Handbook of
Art Therapy Cards
and Applications

藝術治療圖卡的
100 種應用 修訂版

 藝術治療圖卡全指南

藝術治療師 / 諮商心理師 **江學瀅** 著

目 錄

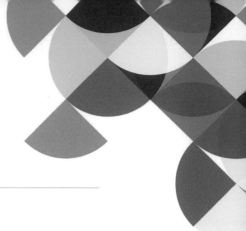

既學術又實用的無私分享

中國文化大學心理輔導學系副教授／管貴貞

　　我喜歡這本《藝術治療圖卡的100種應用》。

　　這幾年圖卡(牌卡)在心理治療領域流行，實務界與學術界都有高度的興趣與好奇，實務界的夥伴期待知道有那些好用的圖卡？如何用於工作中？學術界想知道它的理論基礎在那裡？有效嗎？在眾說紛紜中依然有許多治療師紛紛地投入，也覺得運用上是具實用性和意義性，學習如何使用這些圖卡似乎只能透過各種工作坊提供機會讓大家嘗試，卻沒有相關書籍提供我們在使用這些圖卡的參考工具，讓學術界感到不安，實務界卻又充滿疑惑。

　　終於出現了契機，學瀅寫了這本書，看到這本書讓我又驚又喜，它為現在這個模糊狀態提供說明，讓藝術治療圖卡的運用有所依據，也讓學術界和實務界對於圖卡的運用有更深入的認識。這本書說明了藝術治療理論

基礎，介紹了臺灣日前的圖卡，更有意思的是把會談技術整合於藝術治療圖卡的應用過程，讓藝術治療師能善用助人技巧的部分，心理師也可以在圖卡中妥善掌握各種助人技巧，讓圖卡能充分發揮其效能，這是這本書非常有意義的部分。透過這本書，完整且清楚地說明如何運用藝術治療圖卡在治療工作上。

那幾年有幸與學瀅共事，真是美妙的日子。學瀅是一位學養深厚的藝術治療師和諮商心理師，能兼具這兩種身分的大學教師不多，她能把藝術治療概念巧妙的融入教學和實務上，常常令我嘖嘖稱奇。這本書極具實務性，是學瀅將多年在專業工作上的心得，不論是教學、團體或個人諮商的經驗寫入這本書中，造福藝術治療師與相關專業工作者。這是一本藝術治療師必備，心理師更要擁有，助人專業者必看的好書。

推薦專文

在牌卡世界中，我與自己相遇

左西人文空間、學爾國際教育機構創辦人／陳盈君

　　從第一次接觸牌卡，我就深深的著迷。從此一頭栽進牌卡的世界，開始自己創作各種牌卡，結合心理諮商、藝術治療、心靈療癒的概念，在台灣開始進行本土化的出版，並在牌卡教學中傳遞力量。

　　投射牌卡，是擁有魔法般的工具，能夠直接帶出內心想望，引導出潛意識的隱藏訊息，帶領我們進入更深的探索。這是一個與自己相遇的過程，更是一個看見自己的歷程。

　　在輔導諮商的運用中，經過引導，讓抽卡者能夠有一個與自己內心對話的機會，投射出自己內在的所思所感，並進而找到自己心中的答案，帶出解決策略以及智慧力量。透過投射及敘說，內在產生心理位移，說著說著，生命板塊能進行重組，建立新的生活架構。

　　目前的許多牌卡都自國外進口，而台灣創作者的作品，也在這幾年開始蓬勃發展，產量與輸出，有不小的累積。然而，在使用方式及相關書籍的參考上，目前還是少之又少。

很開心，學瀅老師出版了《藝術治療圖卡的100種應用》，詳細羅列了台灣創作者的出版作品集，不僅解答了我們在使用上可能會有的疑問，並有系統地整理了透過圖像對談的內容，整合了各個層面的資訊，對於牌卡愛好者，真是一大福音。

　　書中篇章層次分明：藝術能應用於治療、現象學方法之應用、四個濾鏡與其應用、強調美學觀點的藝術評論與其應用、藝術治療與諮商會談、圖解藝術治療歷程……等等。

　　我特別喜歡其中現象學與四個濾鏡的應用，不只滿足了我研究的好奇心，更讓我能從不同層面去思考，帶出新的高度與切入角度。

　　藝術治療圖卡的豐富與有趣，只有身歷其中的你才能明白，相信所有喜愛圖卡的朋友們，能透過閱讀學瀅老師的這本書，讓內在產生新的理解，更豐厚扎實有底蘊！無限祝福。

前言
以圖像引導創作

受訓成為一名藝術治療師的過程當中，實習是一件重要的事情。

依稀記得，我的實習場域在紐約市立療養院系統底下的一個日間留院機構，樓下是藥酒癮患者中心，樓上是因毒癮引起之思覺失調者長期心理復健的機構。紐約市政府提供給這裡的成員很好的福利，裡面有完整的醫療團隊，藝術治療團體是其中的重要部分。藝術治療師必須參加晨會，和醫療團隊的每一位成員開會討論各種最好的處遇做法。若藝術治療師在藝術治療團體發現成員什麼樣的特殊狀況，透過會議報告與討論，共同形成最好的治療方法。

每週兩次每次一個半小時的藝術治療團體是機構內的開放團體，只要機構內成員有意願參與，隨時可以加入。團體以自發性創作引導為主，參與者被視為具有創作能力的個體，能夠自由取用創作媒材，自由決定創作主題。團體結束後，無論作品有沒有完成，都會收在一個個人作品檔案夾當中，課程進行時，參與者可以自由取用前一次沒有完成的作品繼續創作。機構的牆面上掛滿了成員在藝術治療團體當中創作的各式藝術作品，整個走廊和公共空間就像一個小藝廊。

藝術治療團體在這個機構是長期且常態進行的團體，持續的進行之下，參與成員從未因為擔憂自己不會畫畫而無法參與。每次課程開始，藝術治療師會把參與成員的作品資料夾拿出來，讓參與者決定要繼續畫未完成的作品，或是開始新的作品。他們多數都很有創造力，可以直接拿起自己想要的媒材開始創作，能夠很有信心的以圖像表達，也能支持其他成員的作品表現。

樓下和樓上的成員們雖然診斷上的分類不大相同，但藝術治療團體的自發性藝術創作引導模式是一樣的。參與成員通常不會表示自己不會畫畫，有時候他們會很委婉的說「今天不想畫」，或是「今天不知道畫什麼」，此時藝術治療師就會推出各種各樣的畫冊供欣賞。

猶記得機構有一部行動推車，上面滿滿的畫冊和攝影集，提供不想畫畫和不知道畫什麼的人，隨意取用與翻閱。有些人享受翻閱並欣賞藝術作品，有些人則很快地從畫冊中找到靈感。這一部作品集推車是團體成員找資料和增廣鑑賞眼界的好去處。

有些成員看了畫冊之後會向藝術治療師提出模仿的需求，對於這類想要模仿的成員，藝術治療師會技巧地從對方的模仿當中，慢慢引導出創作動機，思考作品創作的方向，再帶領著走向自發性創作的方法。藝術治療師從團體成員想要模仿的想法上，引導他們鑑賞自己喜歡的作品，繼而鼓勵自由創作培養創作的能力。

然而，這些畫冊有的大本，有的笨重，有時這週一位成員翻閱之後，下週想要繼續看，卻因為塞在推車的不同位置，找也要找一下子，在應用上有點不方便。當時思考，若是有機會把這些圖像全部變成圖卡形式的參考資料，不是很方便嗎？

回想起來，實習機構的行動畫冊推車真是奢華。返臺工作之後，擔任行動藝術治療師很長一段時間，不大可能請機構為短時間前往工作的藝術

治療師準備一部行動畫冊推車。臺灣的行動工作剛開始時，除了機構準備的簡單視覺藝術媒材之外，藝術治療師來的時候兩手空空，面對大量表達不會畫也不很想畫的參加者，心中不斷思考到底為何國外的參與者能輕易動手，而臺灣的參與者總是拒絕？面對這些可能屬於文化差異的現象，束手無策之餘，只能硬著頭皮以各種激勵的言語鼓勵工作對象創作。

　　一部推車的畫冊是不可能的現實，為了讓自己多一點籌碼，我開始動手製作可供參考的圖片。這些圖片來自於舊雜誌上的圖，多半是各種主題的圖片，有風景、建築、植物、動物、人物、食物等。舊雜誌的圖片大小不一，所以我長期收集尺寸接近的圖片，套入照相館的3x5照片尺寸透明塑膠袋。圖像的背面很雜亂，就剪下相同大小的白色紙張貼在背面當襯紙。製作這些圖片的手工繁瑣，耗時耗力，但應用的時候看到工作對象因

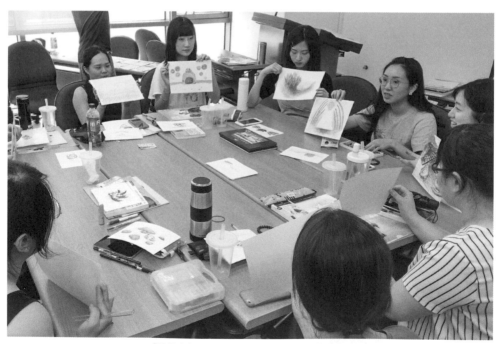

《貝殼卡》研發期間，試用之創作引導討論。

為這些圖片多少激起創作想法時，讓工作多了些成就感。

　　圖像形成視覺刺激的訊息，可能激勵創作想法。個體接收訊息之後，刺激過去視覺記憶中的圖像，引起具有個人感受意義的連結，進而產出發自內在思維的心像，在創作時投射出與自己最相關的圖像。這樣的作品具有個人心理意義，使創作能做為心理治療的主體，釋放感受，也能做為心理治療的工具，帶動覺察的經驗。

　　有些參與藝術治療的工作對象太抗拒畫圖，或是工作時間太短還沒有發展出表達的安全感，甚至與非自願個案工作時，只要對方不畫畫，常有種專業無法發揮的感覺。有次遇到一位國中生，非自願且寡言少語，手邊一盒圖卡拿出來之後，他好奇的眼神炯炯發光，突然開始投注於言語溝通、想要翻閱圖卡內容，翻著翻著開始評論圖卡，也開啟了溝通的契機，並願意動手畫圖。

　　圖卡不但能成為單純賞心悅目的作品，也可以成為各種象徵性的圖像，無論象徵事件或感受，都能快速聚焦討論。各式桌遊更利用各種主題圖像，在遊戲規則之下，不知不覺的刺激遊戲者學習邏輯、數學、圖像觀察、反應力、速度、想像力、語言表達等等。以上顯示圖卡功能多元且充滿趣味性，因此發展主題式圖卡應用於藝術治療工作是本書的目標。

　　本書是我近年應用圖卡於藝術治療工作中的經驗分享，期待相關工作者能更方便的應用圖卡於專業工作中，並有機會多多交流；也期望普羅大眾能欣賞精美的圖卡，並試著以圖卡玩創作遊戲。

讀者可以把印刷品上喜愛的圖片剪下貼在這裡，也可以把對這張圖片的回應用圖畫畫在這個方框內。

第 一 部

藝術、藝術治療與
藝術治療圖卡

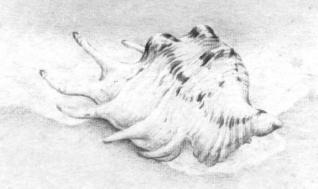

1

藝術能應用於治療？

藝術的本質是發自內心的情感表達

初次聽到「藝術治療」這幾個字，許多人會好奇為何藝術也能治療？治療什麼？身體疾病能因為藝術而好起來嗎？還是針對藝術品的治療？或是心理狀態透過藝術獲得舒緩？兒童畫畫能變聰明嗎？大人畫畫會變得比較健康嗎？老人畫畫可以預防失智症嗎？或者說，藝術治療只是藝術教育的另一種說法？

目前美國與英國的藝術治療學會是世界上兩大帶領藝術治療發展的專業組織，各自都為藝術治療做了定義。臺灣的學習者和研究生，通常都知道怎樣找到這些定義。然而，文字再怎麼清楚說明，依舊如同一堆合於邏輯理解的文字組合，沒有辦法真實理解藝術治療實際上是怎麼回事。

本書期望能從較為平易近人的語詞、可理解的理論，以及可能操作的形式，透過廣受喜愛的視覺圖卡為工具，探討具體的創作引導方式，討論圖卡激發創作的各種形式，進而探究藝術治療實務進行時的各種可能性。

非語言表達為自然的溝通能力

　　藝術，是文明精緻化的結果。然而，人類個體學會說話之前，已經使用藝術的形式進行溝通了，這些形式是聲音、身體律動和視覺圖像。

　　嬰孩一出生，立即發出宏亮的聲音跟這個世界報到，在學會講話之前，嬰孩都用各種音調的哭聲通知母親前來處理自己的需求。仔細聽，各種音調的聲音充滿情感，需要換尿布、需要喝奶了、等不到人生氣了、需要撫慰，或只是單純的玩聲音。

　　嬰孩還不會翻身時，手舞足蹈的感受這個空間的溫度。空間的感受與溫度和母親子宮非常不同，照顧者為了避免嬰孩揮舞時感受不安全，或現實一點怕孩子的指甲抓到臉，時常把嬰孩包得乾淨整齊，讓孩子感受被擁抱的安全感。

　　聲音和肢體律動是表情達意的工具。美國語言學家Linda Acredolo和Susan Goodwyn在1982年發現嬰兒會講話之前就能理解語言，他們發展出一套嬰兒手語的訓練方式，讓嬰兒大約六個月時，便能學習以手語溝通[1]。這類聲音和肢體律動的自發性是每個人與生俱來的能力，是音樂治療師和舞蹈治療師工作時所應用的非語言表達能力。

　　聲音和肢體律動的溝通工具是身體本身的控制性，圖像表達則必須透過手部肌肉抓握筆材，以身體律動的線條在紙張上移動，才能看出圖像。從線條塗鴉，到線條組合的造型，再發展到各種空間表現、色彩情感、寫實傾向、風格展現等。透過圖像指涉物件或事件的記憶，呈現象徵化能力的認知發展，更真實的以圖像展現生活經驗中對重要事件之感受。心理治療處理的是感受，因此藝術治療師透過圖像同理共感創作者的內在情感，協助其探索潛意識世界，達到潛意識意識化的治療目標。

　　心理治療，無疑是嚴謹的。治療師必須接受良好的理論知識訓練，擁

有堅實的理論基礎之後進入實務演練。實習時必須接受督導，確認工作過程的專業方向是正確的，才能確保接受幫助的人能擁有良好品質的心理治療歷程。藝術治療的過程也是如此，以語言進行的口語治療之外，加入藝術作為工具，達到透過藝術處理被表達出來的情緒，或透過探索藝術的非語言表達以達到潛意識意識化的覺察之治療性目標。

　　美國的藝術治療領域興起於1940年代的美國東岸，主要發展於紐約市和華盛頓DC的中產階級。1950年代致力於身心障礙兒童美術教育的Elinor Ulman[2]認為，要定義什麼是藝術治療並不容易，她以主編的身分創辦了美國藝術治療學刊（American Journal of Art Therapy），為這個領域的學術發展奠定基礎。藝術治療發展至今，主要有兩大理論取向，分別是Edith Kramer提倡之「藝術即治療[3]」（art as therapy），以及Margaret Naumburg倡導之「藝術心理分析治療[4]」（art psychotherapy）。近年更在此兩大理論架構之下，發展出各種藝術治療取向的方法。以下聚焦於兩大基本理論取向，分別說明：

由Edith Kramer倡導的藝術即治療

　　「創作即治療」，顧名思義，是以創作做為心理治療的主體。

　　這個取向的工作過程，無論是個別工作或是團體工作，都以創作為主要工作模式。接受創作取向藝術治療的工作對象，被視為有能力將創作想法具體化的藝術家，能夠自由選擇創作媒材、尺寸、主題、內容、風格等。若是在創作表達的歷程無法選擇，例如無法選擇想要用的媒材、無法把想要表達的內容用藝術語言表現出來，或是有龐大的創作計畫卻無能力執行等。這些現象可能碰觸到創作者的內在狀態，需要藝術治療師在創作歷程中提供協助。

　　Kramer用「第三隻手」（third hand）形容藝術治療師的工作，認為藝

術治療師的幫助有如隱形的第三隻手，幫助工作對象將內在想像以視覺藝術的形式具體化。Kramer又用「輔助自我」（auxiliary ego）說明藝術治療師的角色如同自我不夠強健的工作對象的輔助自我，協助對方在創作時能因協助而經驗到較為良好的自我狀態，能夠相信自己的能力，因而逐漸在新經驗中達到提升自我概念的目標。

　　如此一來，透過創作能夠具體滿足創作想像，讓願望在圖像語言中實現，也讓內在不足之處透過創作而獲得補償。問題解決模式的建立，是創作過程很重要的事情。創作技巧和圖像表達能力，是許多進行藝術治療的創作者普遍的擔憂。問題解決能力的建立，可讓技巧和圖像表達的擔憂轉變為不同的表達形式，協助創作者解決了問題後，感受到自我能力提升的接納感。

　　「第三隻手」並非指由藝術治療師動手解決創作者作品上的問題。先要能理解創作者想要做什麼，帶領著創作者思考怎樣能解決心中所想要呈現的作品樣貌。當創作者有能力在治療師帶領之下思考作品形成的形式樣貌，並且有能力自己達到心中所想達到的境界，則能在創作歷程獲得能力與自信心的提升，增進自我控制感，並經由藝術的滿足達到心理昇華的目標。

　　Kramer認為，藝術治療師必須擁有三個身分：藝術治療師、藝術教育者、藝術創作者。這個三位一體的身分有三種功能：其一為治療師身分，能幫助創作者探索心理狀態，並在創作歷程經驗新的心理體驗；其二為藝術教育者，當內在強度不足的創作者在創作過程遇到困難時，必須有能力協助引導並帶領其思考創作方向，激勵創作者以自己的能力將想法用藝術的形式具體化，盡可能助其達到昇華[5]的目標；其三為藝術創作者，唯有治療師本身具備創作經驗，深刻理解創作過程必須面對的各種狀況，才能同理共感工作對象在創作過程的各種難處，達到深層同理的目標。

藝術即治療的概念時常應用在團體創作活動中，當代也發展出許多不同的藝術治療模式，或是與各種諮商理論結合而形成創作為主體的工作方法。從創作中獲取新經驗，進而擁有新的覺察與領悟，是藝術即治療的主要目標。「藝術即治療」的團體操作模式，看起來有一點像美術課，其概念也被許多藝術教師們應用在教學場域中，在保有教學結構與目標的情境之下，更留意學生自由的非語言表達內容。然而，因藝術為治療主體的特質，容易被誤解為創作之後不需要深刻探究心理意義，只要畫畫之後感到開心就等同藝術治療。

由於Kramer藝術即治療的理論取向，和藝術教育的感覺很像，就是「一個美術老師帶領一群人一起創作」的樣子，確實容易被誤解「不過就是美術課」，卻忽略了「創作即治療」的藝術治療師必須擁有靈活的實務專業，用心在每個個案都不一樣的創作需求上。創作取向的方法並非遵照美術課教案執行課程，也不會設計教案應用在藝術治療課程中，整個歷程還是以藝術治療創作者的自由選擇和藝術主題為主要工作模式。

2014年Kramer過世之後，她的學生為了紀念她對藝術治療的貢獻和影響，找到目前分散於世界各地從事藝術治療實務或教學的學生，聯合撰寫書籍紀念Kramer。若讀者對於Kramer的藝術治療理念發展有興趣的話，可以參考：*The Legend of Edith Kramer*[6]，或是閱讀論及「藝術即治療」重要概念的中譯本《兒童藝術治療》[7]。

由Margaret Naumburg倡導的藝術心理治療

「藝術心理分析治療」取向將藝術表達做為心理治療的工具，治療歷程以談話為主，這個取向最早由Margaret Naumburg所倡導。

Naumburg認為，潛意識內容會在創作過程自然地被表達出來，因此，具有創作者自我主體性的自發性創作（spontaneous art）最能幫助創作

者表達非語言思維。自發性創作的過程中，藝術治療師帶領工作對象以自由聯想[8]（free association）的方式，透過作品進行內在世界的探索，以達到具有治療性覺察的「潛意識意識化」之目標。理論上，相較於耗時的古典精神分析而言，Naumburg認為藝術治療具有四大優勢：1.圖像更能說明難以言喻的內在經驗；2.圖像表達較能避開心理防衛機轉而加速分析治療的進程；3.無法接受的內在世界轉化為圖像時皆成為藝術；4.自發創作的主體性讓創作能成為情感依戀的對象。

　　自發性創作在藝術治療的過程是一個非常重要的概念，這個過程正如同藝術家創作的過程。每一位藝術家尋思創作想法時，努力將個人的美感經驗以創作媒材具體化。美感經驗得自於生命經驗中的各種感動，這些感動可能是愉悅的，可能是壯麗的，也可能是透過創作表達傷心難過或憤怒。為了表達感動，藝術家使用自己選擇的媒材進行創作，獲選的媒材可能在本質上比較容易讓這位藝術家展現美感經驗的感動，也可能是藝術家較為熟悉的媒材。

　　藝術治療基於藝術本質之自發性的創作概念，將所有的工作對象視為有能力創作的個體。若是工作對象無法感受內在經驗，或是無法選擇媒材，卡在某個心智能力上，藝術治療師會在這個關鍵點提供協助，協助工作對象願意嘗試透過選擇媒材來展現內在經驗。因此，理想的狀況之下，藝術治療現場會擺放各式各樣特質的媒材供創作者選擇。唯有自發性創作，才具備展現自主潛意識內容之可能。

　　無論是藝術即治療，或是藝術心理分析治療的取向，都採用自發創作的概念進行創作引導。兩大取向的共通點是應用自發的藝術本質所能帶來的效能，以藝術介入心理治療。透過藝術進行探究的過程，可能帶來情緒釋放、紓解、被接納、被了解、被看見，以及覺察等成效。

　　許多接受藝術治療的人，在藝術治療師的帶領之下，透過自己的作品進

行探索，說著說著發現作品隱藏著與自己重要議題相關的內容，因而感到驚奇。人們常好奇於藝術作品非語言形式意義的隱晦難解，也好奇藝術治療師何以能夠帶領思考作品的隱藏意義，因而使得藝術治療充滿神祕氣息。

以藝術做為治療工具的理念，在治療歷程做的還是心理分析。藝術創作在這個取向的意義，是創作者能否將內在世界投射至作品上，使作品成為心理分析時的潛意識溝通橋梁。在這個工具應用的架構之下，目前許多心理諮商師應用藝術時，採用的正是這個應用藝術為工具，實則進行心理諮商以獲得覺察的方法。

然而，這個方法並不是說在諮商會談中畫畫或是在團體中應用創作媒材就等同藝術治療，還是要能讓創作者自由自主的以圖像表達，帶領創作者由作品中探討投射的意義，能夠應用作品內容找到心理後設意義，或是能夠歸納重複出現的主題，探究生命重要議題等。以作品探索內在世界時，可能避開心理防衛機轉，在抗拒之下還能讓作品成為潛意識的窗口。

相對而言，應用藝術於會談中時，要讓藝術能夠具體發揮功能，得要對藝術作品的形式有基本理解。不少擁有良好諮商技術的初學者，一開始學習藝術介入會談的藝術心理分析取向方法時，雖然讓工作對象畫了圖，一說起話來，卻完全把圖畫晾在一邊，還是回到口語會談的模式，這樣就可惜了。

上述凸顯藝術會談訓練的重要性，有了作品並非急著拿作品不斷地問創作者，這裡代表什麼，那裡代表什麼。這樣非但不能有良好的探究，反而可能得到反效果，當然也不會有什麼內在世界的答案出現。藝術介入會談時，藝術治療師或諮商心理師依然必須有良好的會談技巧，隨時能同理感受，最好要能透過藝術作品的形式進行同理，同時要能夠帶領創作者仔細觀看與思考作品，才能逐漸幫助藝術治療的創作者藉由作品獲得對自己的深層理解。

藝術是溝通的形式

　　藝術是人類個體有別於其他動物的特殊能力，從遠古時期還沒有發展出文字文明時，人類便應用藝術溝通、進行祭儀、祈天祭地，滿足願望的實現。客體關係心理學家Winnicott認為，人類的幻想帶來願望實現的效果，他稱心智能力發生效果的空間為「潛在空間」（potential space），藝術創作是這個空間當中能留下紀錄的心智活動。藝術本質的效能源起於生命經驗的感受，轉化為情感的符號語言，進而透過藝術媒材與創作活動將幻想付諸實現，終達成補償現實生活之不足，或達到自我主體性提升之各種心理成效。

　　潛在空間的想像與創作內容是自然發生的過程，基於表達需求而產生的表達與溝通。藝術是應用天生本能方式所展現的能力，現象場上看到幼

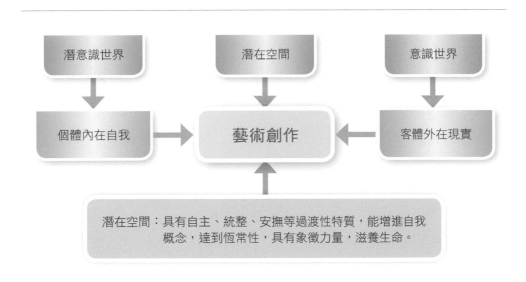

由客體關係之觀點看創作行為的心理空間示意圖[9]

年兒童在不會說話之前便能塗鴉，沒有任何一個孩子不會塗鴉，這是天生的能力。不同年齡和身心狀態的人，也都有這個能力。

天生的藝術表達能力，展現的是藝術本質的效能。此處指的「藝術本質」，並非單純說明「創作帶來療癒」，或是創作完之後分享內容，即獲得心理治療的效果。

藝術本質之內涵深刻，來自於複雜的心智機轉。

當一位創作者動心起念想要創作時，他必須先對生活經驗中的某個事件記憶擁有特別的感受，這感受以圖像的方式存取於右腦，提取畫面的過程有如從生命經驗的影片中擷取一個重要畫面，這畫面勢必具有重要意義。

然而，這個畫面可能不是一個完整的畫面，而是潛意識資料庫中什麼都有相關的連結畫面，可能畫面清晰，也可能破碎不連結。具有邏輯思維的左腦此時能幫助創作者以意識語言統整想要創作的內容，整理整個事件中最重要且具有情緒感受的圖像。過去所有存取於記憶圖像資料庫中的各個重要片段，以意識主動之形式，手眼並用的具體落實於藝術作品上。整個創作活動，是左右腦合作將一個重要事件以非語言方式描述出來的歷程。

如果作品呈現的視覺效果不盡如人意，則創作者做為一個創作主體，內在強度足夠的情況，可自由修改至想要的樣貌。如果內在強度不足以接受作品的樣貌，則可能放棄，也可能毀壞重來，或在創作行為中呈現各種心理狀態的行為行動化（acting out）[10]樣貌。毀壞畫到一半的圖畫，突然亂畫亂塗或直接撕毀丟棄，放棄再也不想繼續做，或是各種看似「浪費」媒材實則展現內在衝突的創作行為等，皆屬於創作過程的行動化現象。

藝術家為了追求能滿足自己的作品形式，經年累月重複創作類似主題與風格的作品，只為了達到心中想要達到的成熟風格，其中需經歷許多挫折容忍的過程，甚至作品不被接納的過程。藝術治療時，工作對象面對的

可能是創作表達過程的挫折。當創作者無法感受自己的情緒、無法自己下決定選擇媒材、內在自我強度不足、不相信自己的能力、過度防衛、尚未準備好探究等各種狀況，都可能產生各種創作過程不順暢而無法產出作品的情境。

　　藝術治療師在這個過程能激勵創作者勇敢的踏上創作旅程，幫助創作者放下對於創作形式技巧和美觀的需求，轉而看向自己並接納自己當下現有的能力，進入真實的非語言符號探索，終至能帶領思考創作過程的認知、情緒、行為等不同層次的覺察內容。

藝術治療創作歷程之象徵性意義

　　應用於藝術治療的創作模式不談創作技巧，並非創作技巧不重要，而是藝術治療的創作者能夠不受技巧的限制，如何表達都沒有關係。藝術治療的創作比較重要的是，看這位創作者有沒有能力大膽表達內在的非語言想法與感受，因此「象徵性語言」的表達非常重要。個體的思維、情緒表達和行為內涵，都具有象徵性的個人意義。

　　共通能理解的文字語言是象徵化的極致，是社會規範之下大家以共同理解的符號，透過符號意義溝通，多數人都能以眾所理解的口語表達方式交流。圖像之象徵性語言的個別性較高，不同心理學派對符號語言略有不一樣的觀點與脈絡。因此，圖像之象徵性語言最佳的解讀者是創作者本人。

　　藝術治療兩大取向對象徵性意義之處理約略不同。創作取向由治療師理解之後設意義與治療性互動之過程，設定治療性的介入目標，進而引導創作方向；藝術心理分析取向則較著重於意識層面對於潛意識顯露時的觀看與理解。

　　創作取向的Kramer認為，個別工作或團體過程中，創作為主體的治療看似沒有什麼特別的介入，但「治療性介入」事實上存在於治療師所做的

每一個動作和每一句話。這個概念我在1994年於紐約大學攻讀藝術治療碩士學位，第一個學期選修Kramer開設的課程時第一次聽到。課堂上Kramer以溫暖的語氣和嚴謹的態度，說明「每一句話、每一個動作」都必須具有治療師的意圖和治療性。原來「藝術創作即治療」的取向不僅是以創作為主題，內涵包括許多對於個案敏銳的觀察與細微的介入，藝術治療師的語言和非語言態度在治療情境中，營造了能讓參與者感受安全感並願意表達的創作環境。

Kramer在《兒童藝術治療》這本代表作中，仔細地介入了一個自戀誇大想要創作超巨大蒼鷺的青少年。巨大的造型本身事實上缺乏現實感，幻想卻能透過藝術創作的形式被具體實現。誇大幻想具體化的過程，創作者得要面對很多困難，可能在過程中因為無法達到自己想要的效果，不斷的挫折而放棄。創作取向的藝術治療師此時並不會和兒童或青少年創作者談太多意識化覺察的內容，相反的，藝術治療師帶領兒童創作者不斷的體驗媒材帶來的挑戰，面對挫折時溫暖的支持之外，同時讓兒童創作者學習面對現實的各種困難、經驗困難、在困難中展現主體性。Kramer最後帶領這個青少年感受到治療師支持之下的自主性，且能用自己的力量完成這個來自於想像的巨大蒼鷺，最後創作者因完成作品而體驗創作之心理昇華的感受。

創作即治療的具體操作方法，受到奧地利藝術教育學者齊澤克（Franz Cižek, 1865-1946）對於鼓舞兒童自由創作的教育方法[11]，以及兒童繪畫心智發展學者 Viktor Lowenfeld的影響。Lowenfeld的主要著作《創造與心智成長》[12] 說明兒童具有天賦的創造力，不應過度干涉，應引導其應用視覺記憶與想像力，將適齡的圖畫樣式畫出來。啟發兒童創作語言的教學方法影響了Kramer藝術即治療的概念，讓這位早期建構理論的藝術治療師應用多元素材，帶領兒童自發的仰賴自己的能力，透過創作活動自主的建構出內

心期望。創作的過程充滿挑戰，面對挑戰的勇氣以及過程中培養出來的問題解決能力，讓孩子透過作品達到心理昇華的目標。

　　無論過程的創作行為和情緒表達之引導，到最後作品的呈現，創作取向的Kramer以溫暖的特質涵容[13]工作對象的混亂情緒與挫折，利用象徵性語言和工作對象溝通。整個過程看似美術老師的工作，事實上具有深刻的心理治療內涵，目標是以個案利益為主，創作時的藝術本質與創作自主的主體性，和一般美術課很不一樣。

　　藝術分析取向的Naumburg將藝術創作視為心理治療的輔助工具，她所說的避開心理防衛機轉的檢核機制，縮短心理分析的歷程等說法，對研究心理治療如何更快速地達到覺察目標的學習者而言，無疑是既神秘又吸引人的過程。到底這是怎樣達到的境界？真的能因為作品將潛意識內容具體化而使得覺察既快速又確實嗎？縱使不看技巧，工作對象依然執著於美

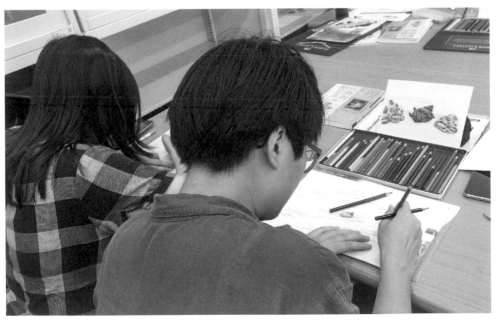

透過圖卡的視覺引導，豐富想像與圖像創作的可能性。

醜而不畫怎麼辦？覺察真的能夠自然發生而不挑戰到防衛機轉？

在不同的期刊文獻上，以及不同的作者援引內容上，皆時常談到Naumburg的理論以及加速心理分析腳步的說明，但內容中通常沒有具體的說明步驟或是會談技術。要參考這些內容大概得要找已經絕版的著作《動力取向藝術治療》[14]當中三個實際案例的說明，否則就得要在執行藝術治療實務時，在督導的帶領之下才能體會。

各種心理治療理論皆有其優勢，也都有效能。藝術治療因藝術的介入，多了一個語言以外的探索工具，用的是人類個體天生的塗鴉潛能。心理動力歷程[15]（psychodynamic process）透過視覺藝術作品展現出來的時候，內在看不見的心理能量之流動，可能在安全表達的治療歷程中真實的出現，讓視覺符號與心理連結之意義的探索成為可能。

藝術作品是潛意識的窗口

透過藝術進行潛意識意識化的探究過程看似神秘，讓許多人一開始學習藝術治療的時候，因好奇而著迷於圖像意義的解讀。「心理動力具有潛意識透過圖像表徵化」的科學面貌，帶動創作者在自己的作品上畫了什麼，成為內在世界投射而出的結果。創作者在自己的作品上看見什麼，是內在之眼帶領看見自己所投射的結果。有的創作者會發現，無論畫了什麼，心裡所思，眼裡所見，皆為內在最重要的議題。

這是一個治療師帶領探索下的潛意識意識化之過程，需要安全的表達情境，願意真誠面對潛意識和勇敢探索的精神，並非單純的由圖畫表象進行分析解讀可達到的。再者，藝術創作本身具有創作者之自主性，無論是非語言表達的主體性、選擇表達內容與形式的意識自主性，或是對於圖像符號風格之意義的思維主體性。完成作品時賦予意義的過程，只有創作者能做，藝術治療師則像是個拿著探照燈協助探索的角色。

以上，藝術治療看似美好，若有人不願意畫畫，藝術治療師不就沒轍了？縱使書本上寫了許多不想畫畫可能牽涉的個人意義，例如曾經在童年時期被嘲笑畫得不好、不像，讓成年個案覺得自己畫不好而不想畫、不敢畫。也可能來自於心理防衛，讓創作者在還沒有足夠的表達之安全感時，無法真實呈現潛意識世界。再例如，尚未準備好探索潛意識世界的心靈，得知藝術表達能展現內在世界時，意識想探索，潛意識卻加以抗拒。以上情況都有可能以較不具符號意義的抽象幾何圖形、隨筆塗鴉，或是過度修飾的完美寫實來表現

總之，不想畫就是不想畫，沒有創作自信、不相信自己能創作、害怕被嘲笑、無法接納自己的作品、內在匱乏只能模仿、過度完美主義畫得太好、或拋不開太寫實的技巧而無法表達真實自己，以上諸多原因，藝術治療師必須有能力面對不想創作的工作對象。簡單的說，藝術治療師口袋裡必須要有許多激勵自發性創作的方法。

自主創作的能力增長自我主體性

能在創作時感受做自己的愉悅感，代表創作是一個心理個體化的成就。當一個獨立的個體創作時，除了上述的心智機轉之外，個體內在自我的運作，讓他有能力將意識想法結合潛意識內容以非語言的象徵方式表達出來，成為視覺藝術作品。這個過程重視的是心智能力，而非創作技巧。

若是內在自我強度不足，可能呈現自信不足而無法創作，或是內在匱乏沒有足以提取作為創作內容之物，或甚至是沒有表達的安全感而產生抗拒時，皆可能不想創作。一個人不創作並不影響日常生活，畢竟創作是「陶冶性情」而已，還是可以過日子。然而，就因為藝術是「陶冶性情」，創作的歷程與結果，可以讓一個從事創作且獲得滿足的人感受愉悅。應用藝術進行心理工作，便是一個人擁有展現自我的能力與個體化的

證明。

　　藝術治療師為了讓工作對象能開始畫畫，無不想盡各種方法。

　　有關畫畫這件事情，從視覺記憶資料庫提取重要感受的視覺影像資料，加上大腦整合過的心像，成為視覺藝術作品的具體化元素。因此，引導一個人成為創作者最好的方法，是讓他回想具有特別感受的視覺經驗。

　　從兩三歲幼兒的塗鴉開始，視覺經驗能幫助兒童發展出穩定的手眼協調和肌肉控制穩定度，進而在語言發展過程中，為了敘說自己的作品而增進口語表達能力。學齡前的兒童有能力將生活經驗轉化為視覺記憶，在圖畫紙上發展出各種自我樣式，形成充滿童趣的作品。每個兒童因著個體的獨特性，對於生活經驗轉化成造型表達的能力也具有極大的個別差異，但每個發展的年齡階段又具有普同性。一般而言，四歲以前較多手眼協調的發展，四歲到七歲追求造型的完形表現，學齡階段從各種空間樣式的探索，展現對於空間的理解，隨著年齡增長而理解寫實，逐漸發展至寫實表現[15]。

　　圖像語言有別於口語表達的方式，每個人能因自己的視覺記憶以及對事物的理解，以非語言表達的方式畫出不一樣的內容，而這個內容與重要感受相關。若是一個人表達出來的圖像語言較單純，則藝術治療師可帶領再次經驗並回溯視覺記憶，增進對真實經驗與事物的感受，如此可能可以增進圖像語彙的豐富性。

　　這個方法不是藝術治療師的專利，藝術教育者為了讓工作對象畫得更好更豐富，時常使用增進視覺經驗的方法，無論是帶動工作對象回憶視覺記憶，透過真實影像或豐富的藝術作品之鑑賞以拓展視野，皆能讓創作者在增加觀賞的視野之後，增進圖像表達的能力。

　　藝術治療師的工作對象和藝術教育者不同，無論是個別工作或是團體工作，時常得要面對內在狀態不穩固且呈現自我概念不足或創作自信低的

工作對象。也就是說，面對自陳不會畫畫的工作對象是常態。藝術教育者通常會設計教案帶領學生，以結構化的教學方式讓學生達到學習目標。藝術治療師面對自發性創作的自由表達，得要有技巧的引導工作對象能自由的以自我主體性進行圖像表達。

藝術治療圖卡是激勵創作的視覺刺激工具

美國擁有藝術治療服務的機構，有時會準備很多不一樣的風景攝影書籍或是各類風格的畫冊，放在一部行動自如的推車上。當工作對象沒有任何創作想法時，他們可以自由翻閱這些充滿各類圖像的書籍，讓圖像來引發他們的創作想法。有的機構則收集很多的博物館藝術品明信片，或是各地風景明信片，由藝術治療師有創意的裝在一個個的大鞋盒裡面，供需要的時候拿出來讓工作對象翻閱。明信片的好處是不受成冊書籍體積的限制，應用上很方便。

很多人在選擇翻閱圖片的同時，受到圖像的吸引而連結起自己的視覺經驗，以及經驗中的感受，激起動機而開始選用自己喜愛的創作媒材，動手嘗試創作。有的人無法把書闔起來，花了整個藝術治療時段翻閱書籍，這樣的行為是被允許的，但藝術治療師會不定時詢問看了圖之後的想法，想要參考什麼樣的圖，想怎樣表達成為自己要的作品等等。若是有人想要模仿書中的圖像，一開始是被允許的，但終極目標還是自發性創作，因為唯有自發性創作才能真正帶出內在想像。

無論工作對象是否沉溺於看圖而不動手畫，一切都會在工作時段之後的督導會議提出討論。督導的內容包括所選之模仿圖像主題的心理動力意義，工作對象如何連結圖片與自己的經驗，後續如何帶領這位創作者脫離模仿並進入自發創作的階段。最理想的狀態是能夠引領工作對象透過創作體驗內在自我成長，在應用媒材以及非語言表達的過程，受到支持而達到

心理賦能並增進自我概念的歷程。

　　在臺灣的文化背景之下，體制內的藝術教育似乎有某些特定而我們不知不覺學到的規則，畫得像、畫得漂亮、畫得有技巧的作品比較容易受到鼓勵。因此臺灣的藝術治療師工作時，經常遇到說自己不會畫畫或沒有藝

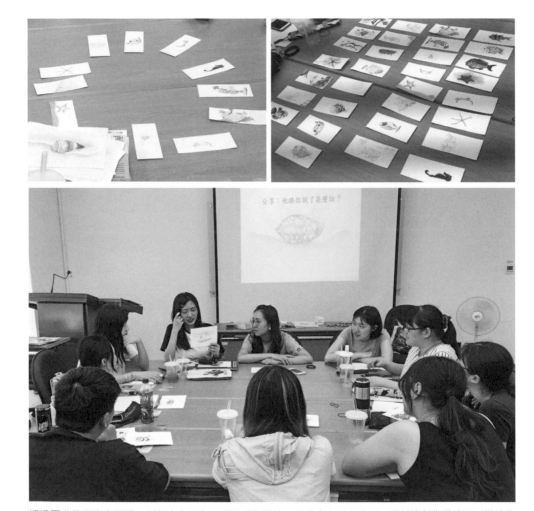

透過圖卡的探索與引導，可能在主題之下激勵創作想法，發展出與平白拿到一張紙的創作想法不一樣的作品。上圖為2019年教育部《跨領域美感教育卓越領航計畫》於國立海洋科技博物館進行課程時，圖卡應用課程內容中，《貝殼卡》試用時的多元主題創作與探索。

術天份的人，年齡層從學齡前到高齡族群皆然。學齡前的孩子還在圖像發展的過程中，如果揠苗助長的要求畫得像，自然就不想畫了。學齡孩子如果被要求畫得寫實，也可能力有未逮而認為自己畫不好。青春期孩子可能有個主觀的圖像表達批判力，想要畫得像、畫得好，或是以畫面的後設思維處理作品，但他們在意技巧。成年人已經過了繪畫發展階段，大約停在青春期的繪畫心智發展，若沒有進一步學習技巧和創作方式，可能認為自己應該更進步，或應該畫得寫實與美麗，只要達不到這個標準就不會想要動筆。

整個中西藝術史的發展中，我們能看到各種各樣的風格，技巧和寫實皆非好作品的唯一答案，能否發展自我風格與樣式，才是創作世界最重要的事情。然而普羅大眾多數似乎以美與寫實作為一般作品的標準，因而怯於動手表現。假若美麗或寫實的作品是普遍的價值觀，則普羅大眾的創作活動在此價值觀之下，形成廣泛性無法安全表達的情境，多數人可能擔心被打成績或被批判而無法自在的下筆。藝術治療領域不看技巧，端看有沒有能力進行非語言表達，圖像引導因此成為重要的方式之一。

上述的行動書櫃，或是鞋盒作品明信片箱，都是頭腦靈活的藝術治療師為了激勵工作對象創作，以視覺方式激勵工作對象創作動機而想出來的方法。臺灣藝術治療師的現實工作情境中，多數沒有固定辦公室存放行動書櫃，也沒有固定空間擺放一個又一個裝著不一樣圖片的鞋盒。具有主題系列的圖卡，在臺灣的藝術治療工作情境中應運而生。這些不一樣主題的圖卡，不但方便攜帶，更能在主題圖卡的多元內容之下，進一步透過圖卡引導工作對象思考圖卡帶來的個人想法與感受之連結，進而讓主題圖卡成為引導創作與探索各種可能性的工具。

注釋：

1 Acredolo, L. & Goodwyn, S. (2009). *Baby signs: how to talk with your baby before your baby can talk* (3rd Ed.). New York: NY, Mc Graw-Hill Books.
中文版參考書籍：周育如著，徐世賢繪。《聽寶寶說話：幫助0-6歲幼兒建構一顆好用的腦袋》，臺北：親子天下，2015。

2 Ulman, E. & Dachinger, P. (1996). *Art Therapy in Theory and Practice*. Chicago, IL: Magnolia Street Pubishers.

3 Kramer, E. (2004). 兒童藝術治療（江學瀅譯）。臺北：心理，2004。原文書名：*Art as Therapy with Children*，初版於1973年，1993年再版，內容以心理分析理論為基礎，青少年與兒童為工作對象，工作方法為創作即治療的理論取向，並由心理動力的角度後設分析許多工作過程的心理現象。

4 Naumburg, M. (1987). *Dynamically oriented art therapy: its principles and practice*. New York, NY: Magnolia Street Publisher.

5 昇華：sublimation，心理分析理論詞彙，意指不被允許的內在衝動之意圖，轉變為被接納的形式出現，使個體感受深刻而長時間的內心愉悅和滿足感。

6 Gerity, L. & Anand, S. A. (2018). *The Legend of Edith Kramer*. New York, NY: Routledge.

7 同注3。

8 自由聯想：佛洛伊德基於探索心理結構與潛意識世界的需要，因而發展出自由聯想的方法。他認為個體的自由聯想能呈現潛意識世界的探索，因此成為心理分析的重要材料。藝術治療自由聯想的標的物主要是創作者的作品，由治療師帶領創作者對自己的作品進行自由聯想，連結到象徵意義與個人狀態的探索，藉由投射之意義探索內在世界。

9 若想要深入理解客體關係理論應用於藝術創作之理論架構，可參考下列文獻：江學瀅（2014）。成年人藝術創作依戀行為之個案研究：以Moya為例。藝術教育研究，28，1-30。

10 行動化：acting out，將內在衝突以行動的方式表現。有時候行動化的行為具有攻擊意義，有時則是較為激烈的情緒宣洩行為。創作過程異於一般創作行為的狀態，廣義皆可視為行動化現象。此與當代藝術家創作方式之行動藝術不同，藝術家的行動通常帶向透過藝術達到昇華的境界，創作過程的行動化現象通常導致無法繼續創作下去。

11 國內的體制外兒童藝術教育學者許榮哲，留學奧地利時學的是這個方法，若讀者對於這個理論學派的觀點有興趣，可參考：許榮哲（2017）。畫板上的教養課。台北：商周出版。

12 Lowenfeld, V. (2019)。創造與心智成長（王德育譯）。杭州市：浙江人民美術出版社。

13 涵容：contain，意指治療師本身的特質以及所營造的治療性氣氛，讓工作對象能安心的在治療環境中展現自我真實樣貌，無論是各種情緒狀態，甚至是紛亂的心理歷程，都因為治療師的涵容，讓工作對象有機會安全的統整自己的一切。

14 同注4。

15 心理動力歷程：psychodynamic process，一種看不見的內在心理能量之流動，但可能真實的呈現於藝術作品的象徵性表達中。

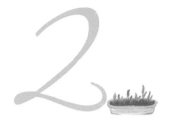

臺灣的藝術治療圖卡
發展與應用

圖卡就像一個一個的視框，是圖卡尺寸中框住的視覺世界。這個視框框住的可能是眼睛聚焦於最想看到的內容，也可能是具有特殊感受的心像內容。當圖卡使用者選定一張圖卡時，不但視覺受到吸引，心中感受必然受了圖卡內容的觸動，因此圖卡可以做為探索感受的工具。以下列舉由臺灣藝術治療學會課程開始的臺灣藝術治圖卡發展，並列舉目前臺灣應用於藝術治療與心理治療的全圖卡出版品，以及心理治療領域時常應用之圖文並陳的圖卡作品。

博物館明信片的啟發

2004年臺灣藝術治療學會剛成立時，Marcia Rosal博士應當時理事長陸雅青教授的邀請，為第一屆的年會來臺開工作坊。工作坊開始時，Dr. Rosal在講台前的桌子攤開一大袋精美的博物館作品明信片和卡片，要大家選一張有感覺的作品，畫個回應畫。琳瑯滿目的博物館明信片很令人著迷，選的過程中，好像拿在手上就擁有了這件絕佳藝術品，回應創作更是體驗以非語言方法和作品對談的感受。雖然已經忘記最後這個活動怎麼結

束的，但應用博物館圖片的方法令人印象深刻。

毫無疑問的，藝術品傳遞創作者的情感。圖卡上的作品本身散發著創作者要訴說的故事和感受，這些非語言的訊息不受語言限制，觀者不需要聽懂或看懂創作者以母語寫著的文字說明，依然能從圖片上感受到傳遞出來的訊息。那些被挑出來印成明信片的藝術品，來自於Dr. Rosal從各地博物館、美術館收集來的作品圖片，各種創作風格與主題都有，或平面或立體，應用的媒材也很多元。大家都可以挑到一個觸動自己眼光的作品，並且用圖像來回應這件作品。

博物館或美術館賣店裡面的作品圖卡，多半是該館典藏品的重要選件，因應參觀者想要帶喜愛的作品回家之心理需求，以小型複製品的形式存在。這些作品之所以能成為該館館藏「代表作」，可能與創作者的名望有關，也可能與作品的知名度有關。更為貼切真實的原因，乃與作品傳遞出來的情感能吸引人、感動人有關。現實的層面，博物館因此賺得收藏品衍生的文創印刷品收入，觀眾也象徵性的買了喜愛的作品回家常伴左右。

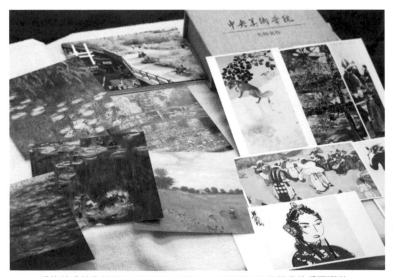

博物館或美術館賣店裡面的作品圖卡，多半是該館典藏品的重要選件。

銷售作品圖片與購買行為之間，存藏著較為深刻的心理意義。當觀眾付出金錢購買小小的作品圖卡回家時，拿在手上的作品圖卡彷彿將作品吸引人的情感握在手中，視覺圖像看在眼裡，感受放進心裡，透過作品圖卡與藝術創作者有了心靈的連結。圖卡傳遞出來的創作情感可能勾起觀眾內在某種說不出口的感受，觀眾透過圖卡與作品連結，拿在手上觀看的同時，無形地用個人非語言的感受回應了作品。

　　一張小小的作品圖卡，傳遞創作者情感，承接觀者回應的感受，連結著藝術家、作品真跡，以及觀者。觀者內在回應作品的感受，可能與個人重要議題有關，或與生命重要事件有關，或近日情緒思考有關，或各種與作品之視覺性聯想在一起的事件與感覺有關。這些感覺可能是觀者無法說出口的感受，這感受可能出現在作品中，說不出口卻被表達出來了。透過觀看作品獲得隱微的情感釋放，彷彿作品同理了觀者的感受，當然，觀者也同理了作品所傳遞出來的感受。觀看作品看似安靜的活動，卻擁有深刻的無形交流之意義。

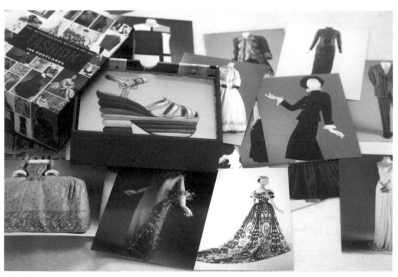

大都會美術館服裝展覽室2018年底為特展出版了一整套的服裝演變圖卡，內容包括各種曾經流行的服裝樣式、鞋子、帽子配件等，十分有趣。

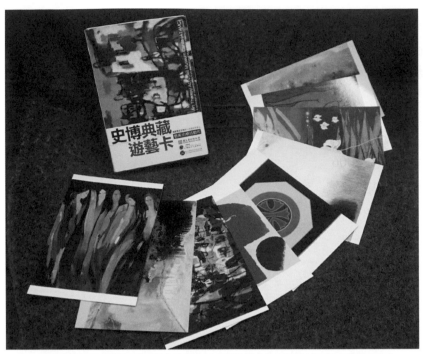

第一屆臺灣藝術治療學會理監事會與國立歷史博物館合作出版的《史博典藏遊藝卡》。

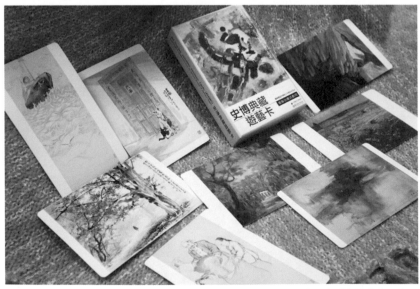

由第五屆臺灣藝術治療學會理監事會與國立歷史博物館再次合作出版的《史博典藏遊藝卡復刻版》，內容西畫和中畫各半，風格清新，作品情感較為內斂。

史博典藏遊藝卡：博物館典藏品的啟發

陸雅青等臺灣藝術治療學會編輯小組（2006）。史博典藏遊藝卡。臺北：國立歷史博物館與臺灣藝術治療學會。

　　Dr. Rosal的工作坊結束之後，一個巧妙的機緣，由協助博物館數位化典藏的文瀾資訊公司申請到一筆文創經費，與剛成立不久的臺灣藝術治療學會合作，於2006年出版《史博典藏遊藝卡》。挑選圖片是由第一屆藝術治療學會理事長陸雅青主導，並與第一屆常務理事一起挑選出可能引發正向和負向情緒反應的作品，同時討論撰寫幾種應用的方法。

　　當時國家博物館數位化工程差不多完成，為了讓這些數位化影像具有產值，設計製作應用於藝術治療活動中的博物館典藏作品圖卡。挑選的圖片資料庫為國立歷史博物館所有的典藏作品，不局限於平面繪畫，包括各種器物和衣物，也有許多名家作品。

　　這套圖卡可能是臺灣本土設計出版的治療用圖卡出版品當中最早的一種，內容總共含54件作品，另有四張說明卡，以傳統的四色套版印刷製作。出版完成之後，由臺灣藝術治療學會在北、中、南三區舉辦培訓工作坊，全程參加的學員皆能獲得一套圖卡，以便後續應用在自己的專業工作。工作坊相當受歡迎，麻煩的是，圖卡很快在各地工作坊贈送完畢，臺灣藝術治療學會在往後的幾年一直接到再版建議，礙於經費與人力短缺等種種原因，第一版《史博典藏遊藝卡》皆未再版。《史博典藏遊藝卡》因此成為短暫出現於專業人員培訓課程的工具，雖然深獲喜愛，普及率並不高。

史博典藏遊藝卡復刻版：博物館作品復刻版之創意引導

臺灣藝術治療學會第五屆理監事會遊藝卡編輯小組（2014）。史博典藏遊藝卡復刻版。臺灣藝術治療學會出版。

《史博典藏遊藝卡》出版之後幾年，不時出現再版建議，卻因諸多因素無法出版。直到第五屆臺灣藝術治療學會理監事們為了慶祝學會成立十週年，開會決議出版復刻版，由當時擔任理事長的江學瀅以及祕書長劉怡伶與國立歷史博物館再次聯絡，期望能取得數年前出版《史博典藏遊藝卡》的圖檔，以數位印刷的形式再版，並計畫後續的推廣活動。

與國立歷史博物館聯絡之後才知道，原來文創法規已經修訂，再版絕無可能。新的法規規範了博物館能夠典藏作品實體，卻不擁有作品的圖像轉授權，若需要進行文創品設計製作，必須徵得藝術家或是藝術家的家屬同意。經博物館方仔細核對，發現第一代的《史博典藏遊藝卡》絕大多數作品皆無法使用，也就是說再版已經受到法律規範，僅8件作品能合法使用，剩下的46件作品，皆須一一與藝術家家屬聯繫，否則無法重新出版應用。

基於現實考量，請國立歷史博物館提供能夠使用的圖像包括西畫78件，水墨畫740件，重新購買版權設計製作，由臺灣藝術治療學會遊藝卡編輯小組的王華雯、朱惠瓊、江學瀅、蔡汶芳、劉怡伶、劉素芬挑選60件作品，中、西畫各占半數，另外加上4張說明卡。《史博典藏遊藝卡復刻版》這套圖卡的特色是情感較為內斂的藝術作品，西畫的色彩與情感連結較深，中畫有許多水墨線性表現的風格，隱藏許多細膩深刻卻內斂的情感。應用上，適合成年人使用。

遊藝晤語：充滿童趣的精彩情緒圖像

臺灣藝術治療學會第五屆理監事會遊藝卡編輯小組；賴馬、孫心瑜 圖（2014）。
遊藝晤語。臺灣藝術治療學會。

　　臺灣藝術治療學會第五屆理監事會遊藝卡編輯小組基於《史博典藏遊
藝卡復刻版》的內容多為抽象或情感內斂的作品，似乎忽略了兒童對象的
需求。因此，這套圖卡原來是要設計給青少年和兒童使用，卻在選圖過程
發現圖像能親近不同族群，最後形成跨年齡皆可使用的插畫圖卡。

　　選圖之初，計畫從眾多的兒童讀物插畫中選件，但這個理想並沒有成
功，主要是因為對於出版法規的不了解。首先，來自於不同出版社的繪本
出版品選件，授權取得太過困難。再者，退而求其次的想要尋找單一出版
社出版品，擬由此出版社出版的所有繪本作品中選插圖。這一步確實跨出

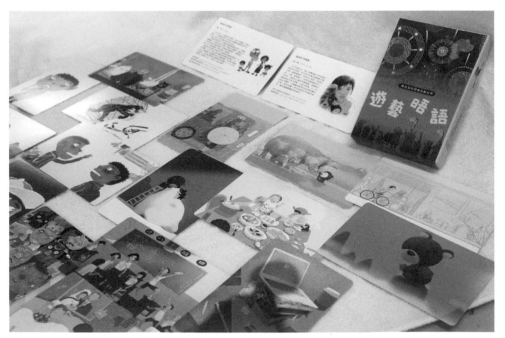

《遊藝晤語》的插畫風，受到不同年齡使用者的歡迎。

去了，但依然困難重重。選件條件例如：國外插畫作品不能選，國內插畫家則只有簽約授權出版社，出版社無權授權給他人，必須一一拜託簽約，難度實在太高。

最後第五屆理監事中的遊藝卡編輯小組邀請插畫家賴馬與孫心瑜，由他們的作品中選件。賴馬的作品近年頗受歡迎，具有色彩鮮豔活潑可愛的特質，以及誇張的情緒張力，能夠凸顯圖卡的趣味性。孫心瑜的作品風格平易近人，近年更屢屢獲獎，2016年獲得波隆納拉加茲獎，是臺灣插畫家獲得這個獎項的第一人。兩位插畫家獲邀請之後，非常樂意協助圖卡的設計，由所有插畫作品中協助找到表達快樂、悲傷、憤怒、害怕、驚訝、噁心六大情緒的作品，再由其中挑選可能使用的圖像。最後遊藝卡小組再由插畫家提供的選件中，選出可用的圖卡，最後出版100張以可愛繪本插畫為主題的圖卡。

確認圖卡選件之後，這套圖卡苦於沒有「名字」。最後由江學瀅查閱資料，取自〈詩經・東風・東門之池〉篇的「彼美淑姬，可與晤語」這句話，再由遊藝卡編輯小組決定《遊藝晤語》這個標題。「晤語」的意思是相見對話，同時，「晤語」之諧音「勿語」和「物語」各有不說話和故事之意。「遊藝晤語」期待使用者透過此套圖卡相見對話，更透過圖畫的非語言溝通特質，不說話而可透過藝術傳遞其意，更能透過創意圖畫發展自己的生命故事。

我的任意門：穿越時空走入內在想像的圖卡

江學瀅（2014）。我的任意門：打開心門，看見自己。臺北：臺灣師大出版社。

　　《我的任意門》圖卡的想像最初來自於一個藝術治療評估的引導，這個創作方式要求創作者將一張紙摺一半，外面畫門，裡面畫進入門之後的世界，主要探討連結現實與想像空間的情境。

　　理論的層面上，介於幻想與現實的心智空間由客體關係（object relation theory）心理學家Winnicott命名為「過渡空間」（transitional space），又稱為「潛在空間」（potential space）。他認為這個想像空間可以讓人透過想像力，建構自我內在與外在現實之間的幻想空間，讓象徵性表現形成心理支持的力量，足以讓個體以主體之姿立足於辛苦的現實情境中。

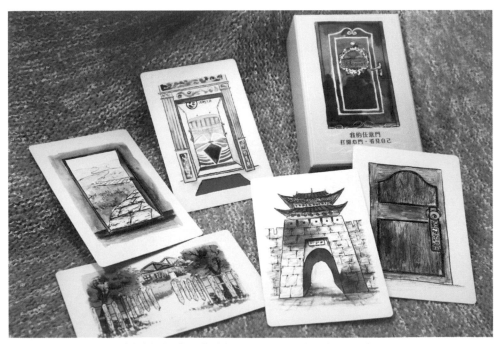

《我的任意門》能帶動生命轉換與連結的象徵意義之內容。

創作是一種潛在空間的心理活動，能將想像具體化於作品上，讓意識在帶領之下探索作品內涵，使潛意識意識化而獲得覺察。再者，現實生活中的門具有連結兩個不一樣的空間之意義，其象徵性能幫助延伸至人生各種轉換情境之探討。若是需要引導創作者開始進行聯想創作，要畫門或是畫門裡面的世界也不會太困難，畢竟日常生活就有很多不一樣的門，樣子也不會太難以圖像表現。更在視覺經驗和日常經驗的體會之下，可以有很多生命意義連結的探究。

《我的任意門》圖卡總共100張，其中50張是各種不一樣的門，開的門、關的門、鎖的門、壞掉的門、電動門、掛著布簾的門等等，可能具有各種挑圖卡者的象徵意義。另外50張是門打開之後的世界：有的走向屋子內，有的走向屋外，有的走向現實空間，有的走向想像空間。設計上，盡可能讓圖像的象徵意義引起多元生命歷程的各種狀況想像。

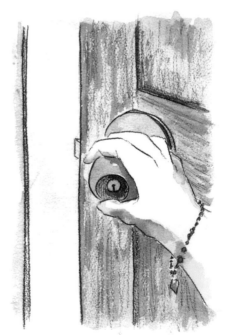

應用上，吸引人的圖像讓工作對象因著對圖像意義的好奇，而願意投入自己的探索。對於一開始無法畫圖的人，可以單純應用圖像的想像與連結，能突破不想畫畫就無法運用非語言想像的工作對象心防。再者，同時畫門和畫門裡面的世界耗時許久，可以應用門或門裡面的世界來激勵想像，畫其中一張以縮減創作時間，但依然達到能透過圖像探索的效果。

生命樹：有機生長的透明圖卡

江學瀅（2017）。生命樹。臺北：臺灣師大出版社。

　　設計《生命樹》圖卡之前，想到要設計透明的圖卡，讓圖卡應用的時候，能自然的和圖畫結合在一起，期望能更貼近圖卡引發創作之目的。因此不斷思索圖卡的材質和風格，一種能夠畫在卡上也能夠重疊於作品上的特殊媒材，應用時可移動探討個體與環境的關係，最後產出《生命樹》圖卡。

　　設計這套圖卡之初，曾想到「房樹人測驗」的解測有許多文化偏見，因此想要透過一套樹的圖卡引導創作，不透過衡鑑而透過創作與探索進行

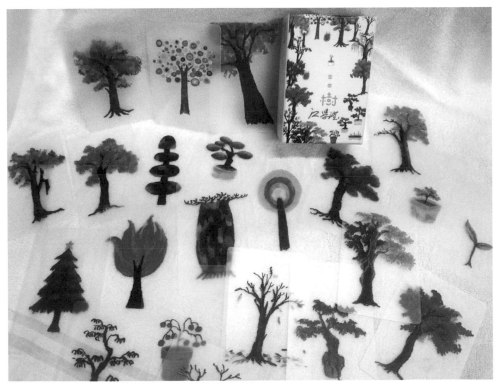

透明的《生命樹》卡增加創作應用上的變化。

個人狀態的省思。不同地方成長的人們對於自己生活環境中的樹，總會有一些相異的經驗感受。

　　溫帶地區的人可以見到高聳的溫帶地區樹種，森林裡不會有低中高層的樹，秋天落葉，冬天下雪，春天開花，夏天繁綠。這樣的樹景觀是溫帶地區四時輪替的色彩。亞熱帶地區的臺灣完全不一樣，森林的樹冠層層疊疊，生養著眾多生物，常年綠色，空氣中充滿潮濕溫暖的氣息。

　　樹的有機體造型象徵了人的樣貌，選圖卡的人可以觀察圖卡上的造型特色，連結自己的狀態進行自我探索，或說出樹的樣貌和自己本身特質或與環境共處時的關係。樹卡有著各種樹的樣貌，老的、小的、健康的、怪形怪狀的、斷掉的、想像的等等，提供使用者進一步創作時，能有各式各樣的自我生長想像之投射，並透過描繪出來的環境想像探索個人和環境互動之間的關係。

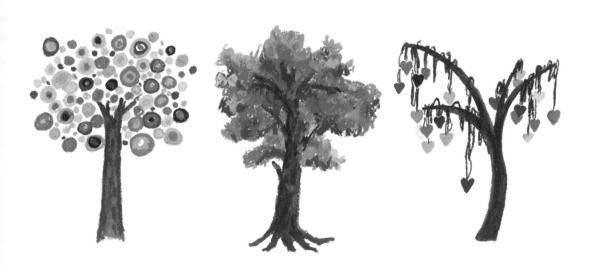

心文字：似懂非懂帶動想像的文字圖卡

傅佑武、周昭明、江學瀅（2018）。心文字：字字療心，畫畫理情。臺北：商周出版。

　　以藝術治療師的角色準備各種媒材時，對於這個西方人的學問以及各種特質的創作媒材深入理解之後，心中對水墨毛筆這類東方創作媒材通常沒有加入媒材單當中，感到有些遺憾。西方人對於學問的追求非常仔細且具有邏輯，Sandra Kagin和Vija Lusebrink早在1978年就提出表達性治療層次架構理論（Expressive Therapies Continuum，簡稱ETC），再將媒材本身特性之複雜程度，提出媒材層次架構理論（Media Dimension Variables，簡稱MDV）。兩位學者仔細的將各種媒材區分為各種流動性和控制性，再設立複雜度的理論參考架構，做為藝術治療之自發創作時的衡鑑與評估，並能進一步設立治療目標的理論[16]。

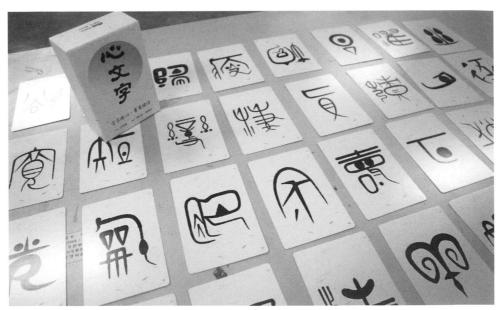

《心文字》的創意篆字符號能帶動創意想像。

然而，這個理論並未涵蓋東方媒材。水墨媒材具有極度流動的特質，應用時需要極度控制水分和運筆，似乎無法單純以西方理論套用。回想童年時期，學校老師出了書法作業時，我們多麼戰戰兢兢的專注於所寫的字，得要想辦法練習到與字帖一模一樣，用的卻是極難控制，一不小心就暈染開來且不能修改的宣紙、毛筆、墨汁。這類媒材在藝術治療領域必定具有特殊心理意義，但西方人並不熟悉。

　　基於上述原因，心中一直想要將水墨媒材的創作方式加入藝術治療的創作引導當中，但首先得要突破一般人看到水墨媒材時，對於極度流動且難以控制的恐懼。這個想法在我看到傅佑武老師的書法回顧展之後，獲得具體的想法。

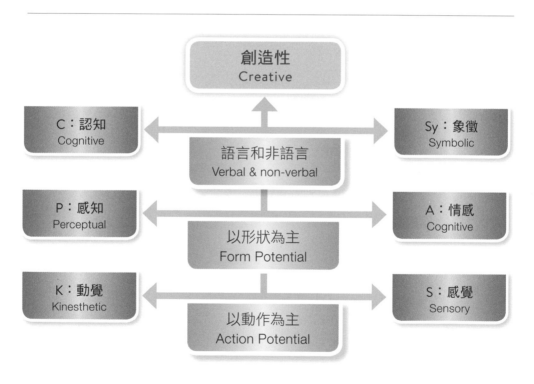

表達性治療層次架構理論結構圖

第一次仔細看傅佑武老師的字，竟然是在他過世後的回顧展當中。正如一般學生對權威長輩的感受，身為學生的我並沒有太關注當時擔任系主任的傅老師作品，對他的作品沒有太大的印象。在這個回顧展當中，對於作品的驚豔感來自於藝術治療師對作品情感的敏銳度。這些文字活潑、創意、有彈性、深具想像力，甚至能帶動更多想像力，可以說是充滿驚奇的線條想像。於是決定找師母談老師生前寫的變形篆書出版圖卡的可能；同時為了滿足使用者理解文字意義，圖卡另一面的隸書則邀請師大英語系教授，同時也是書法家的周昭明老師書寫。

　　這些文字圖像應用的時候，可以隨意翻轉自由想像。圖卡應用的過程中，許多人對自己挑出的文字圖像投射出具有意義的想像。曾有藝術治療師拿給外國人使用，發現不使用中文字的人更能在文字中天馬行空的想像，出現更有趣的結果。使用中文為主要語言的人，看到這些圖像文字時，時常想要知道文字的「正確意義」。過去應用的經驗中發現，不少選卡分享者翻到背面時都表示，文字的意義進一步帶動他們思考意義與個人狀態之連結，甚至有某種「準確性」的想像。有的選卡者表示，選字分享的過程讓人想到「測字」。說穿了，心理學所應用的是投射的原理，並沒有什麼神祕神奇之處。

貝殼卡：來自深層潛意識的密碼圖卡

江學瀅（2020）。貝殼卡：聆聽來自大海的聲音，探索自我內在海洋。臺北：臺灣師大出版社。

2019年參與教育部《跨領域美感教育卓越領航計畫》的子計畫時，剛好有個機會設計一個以海洋為主題的跨領域教學方案，培訓心理領域和藝術領域的師資培育生和專業工作者。這個方案同時與國立海洋科技博物館合作，挑選館中典藏的七千顆貝殼的部分，發展應用於藝術治療與藝術人文課程的貝殼圖卡。

貝殼可愛的樣子令人喜歡，來自於海底的貝殼，象徵帶著深層潛意識訊息。大海深不可測，無法完全得知海底地貌，只知和地表一樣有高山低谷，底層水流有動有靜，更深藏了少數已知和多數尚未探索的物種。海洋

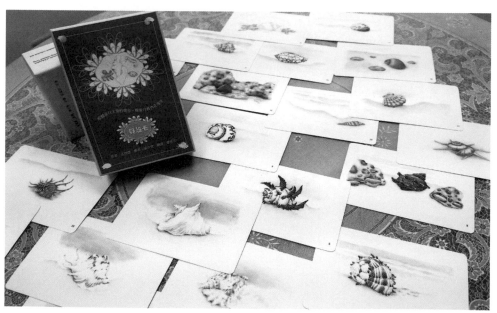

由國立海洋科技博物館典藏之貝殼跨領域到心理治療的應用，藉由我們共同對於大海與來自深海訊息的集體潛意識之感受，產出充滿想像的貝殼圖卡。

的廣大未知，象徵了豐富卻難以理解的潛意識世界，暗藏的水流彷彿內在湧流脈動的情緒，以及難以言喻的感受。

《貝殼卡》取自榮格集體潛意識之觀點，認為大海對於生長於地球上的人類具有共通的潛意識意義，海水沖上岸的貝殼則象徵帶著來自深層潛意識的密碼，因此運用貝殼進行想像，探索個體潛意識與集體潛意識的根源。挑選圖卡時，視覺面對各種造型的貝殼圖卡之刺激，受某個貝殼吸引而挑選，帶著投射個人內在世界的意涵，具有潛意識意識化過程之重要意義。個體直覺的投射與主動的創造力在這個過程扮演重要角色，使榮格指稱的「積極想像」成為具有自我理解目的性的產物。

「潛意識意識化」是心理分析學派對於心理治療的觀點，治療過程透過探索與覺察，獲得對自我的深刻理解。然而，探索是辛苦的，彷彿在助人者的陪伴與帶領之下，試圖在潛意識大海撈點什麼。過程可能面對漂亮而充滿熱帶魚的珊瑚礁海，也可能面對深不見底又無光線的未知，隨時想要游上海面呼吸而不願再潛下，或因探索寶藏見光而願意繼續冒險。

《貝殼卡》不僅可用於意識語言的認知層面之潛意識探索，其延伸的積極想像創作方式，更讓潛意識具體呈現於作品上，是藝術治療師協助探索內在世界的橋梁。

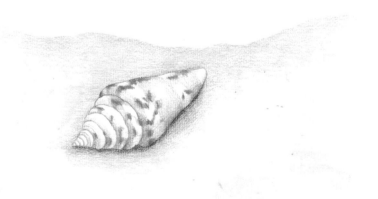

悲傷療癒卡：以圖連結悲傷與失落感受

李佩怡、黃傳永總編輯（2016）。悲傷療癒卡。臺北：國立臺北護理健康大學、臺灣失落關懷與諮商協會。

李佩怡、黃傳永總編輯（2018）。生命禮物卡。臺北：國立臺北護理健康大學、光遠心國際股份有限公司。

黃宗正、林明慧、李佩怡總編輯（2020）。撫心慰問卡。臺北：佛教蓮花基金會、臺灣失落關懷與諮商協會。

　　李佩怡任教於國立臺北護理健康大學生死與健康心理諮商系，「悲傷與失落」議題是她在學術與實務界長期耕耘的範疇。104學年度獲得教育部「發展典範科技大學計畫案」經費補助，與黃傳永一起發展悲傷關懷計畫方案，目標是設計處理悲傷議題的藝術治療工具，「悲傷療癒卡」是其中一件作品。

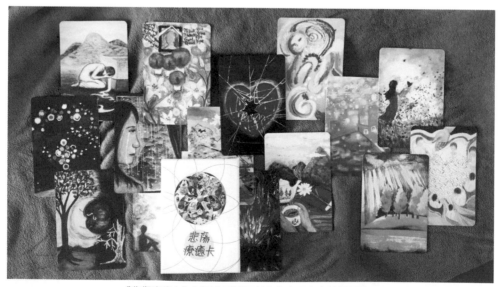

《悲傷療癒卡》以圖像引導面對悲傷與因應失落的歷程。

李佩怡根據自己的學術專長，參考William Worden的悲傷理論，將自己多年寫詩的興趣和文字作品挑選成圖卡的文字基礎。另採用我們的文化中對於親人離世時的七旬概念，設計成總數49張的《悲傷療癒卡》。「正視失落、體驗悲傷、調適變局、轉化連結」的四個任務理論架構清晰，四個任務各以12張牌卡來呈現，總共48張。而第49張則是主卡，說明悲傷是所有人類面對喪慟的生命功課，鼓勵我們抱持關懷和開放的態度來經驗悲傷。

　　牌卡從創作到完成耗時將近一年，李佩怡、黃傳永、徐玫玲、李曉芬、林家民、許馨勻、蘇彙、羅靜伃、楊榕炘等創作團隊多次開會溝通後，於創作前先閱讀四類牌卡文字，再根據自己的生命經驗與感觸，選擇該幅文字來創作圖卡，媒材不設限，但需圖像清晰。

　　悲傷是生命歷程的自然現象，隨著時間能感受情感流動。《悲傷療癒卡》的圖像意涵隨著悲傷任務而變動，使用者選擇圖的時候，彷彿與圖進行情感交流的互動。這些圖卡無論是象徵上天旨意的「抽」牌卡，或是隨意識的「選」牌卡，對處理悲傷與失落的情緒都具有重要意義。無論先看圖分享再翻面看文字，或是由文字介入再看圖體會感受，都能真實連結悲傷者的困苦心情，帶來同理共感的治療性效能。

　　比較特別的是，《悲傷療癒卡》的版權屬於學校，後來李佩怡與台灣失落關懷與諮商協會進行產學合作，讓有需要這套圖卡的人可用捐款的方式給協會而獲得。有興趣的讀者歡迎直接連絡台灣失落關懷與諮商協會：https://www.facebook.com/TACCLinTW

紅花卡：深具情感張力的攝影圖卡

李泓（2014）。紅花卡一。臺中：健康卡片發明家。
李泓（2016）。紅花卡二。臺中：健康卡片發明家。
李泓（2018）。紅花卡三。臺中：健康卡片發明家。

　　李泓在加州東西心理整合學院研修表達性藝術治療碩士學位時，有一位團體動力老師，習慣收集世界各地明信片，團體課的時候經常把明信片拿出來隨興放在地上讓大家挑選。李泓回想剛進入美國的學習環境時，較難分享自己，但能透過圖像表達，因此對這樣的形式印象很深。

　　現在回想起來，這些明信片的內容可能沒有目前圖卡的內容豐富，卻啟發了李泓開始收集身邊雜誌裡面的圖片，剪下具有故事性的圖片貼到卡片上面，開始收集製作自己的圖卡。這些做出來的卡片很像明信片，有著白色的框。她回臺灣開始實際應用於工作坊之後，發現成員很喜歡這些圖

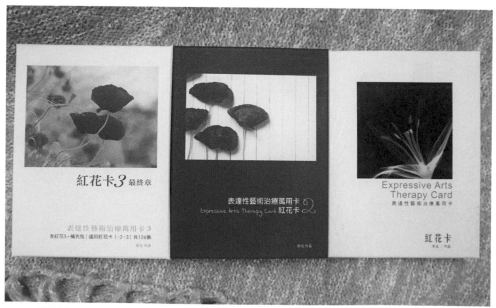

三個版本的紅花卡，成為臺灣本土設計的心理治療圖卡中，數量與內容最完整的攝影主題圖卡。

片。李泓當時甚至鼓勵大家利用印刷品創作自己的圖卡，收集自己喜歡的卡片，組合成自己能用的圖卡，應用在工作坊學員的工作對象上。

　　幾年下來，李泓分享著這樣的做法，卻發現大家有興趣但沒有人跟進。李泓和先生成立健康卡片發明家時，家裡出版了其他圖卡，她也開始想集結周遭朋友的攝影作品，出版成應用於工作的圖卡。挑選攝影寫實的形式呈現，一來是喜愛團體課老師使用各地明信片的印象，二來是周遭有熱愛攝影的朋友願意提供作品。

　　這些朋友例如紀寶如老師、吳敏菊婚紗攝影師等，他們時常在旅行時拍攝動人的作品，也有很多拍攝臺灣的照片。李泓從他們的攝影作品當中選件，這部分大約佔了《紅花卡一》的一半。李泓知道自己想要的另一半，多半是攝影師比較難取鏡的內容，例如想要衝突或爭執的兩個人，或呈現不同關係的夫妻、親子、友情等狀況。這樣的作品很難找，於是她到

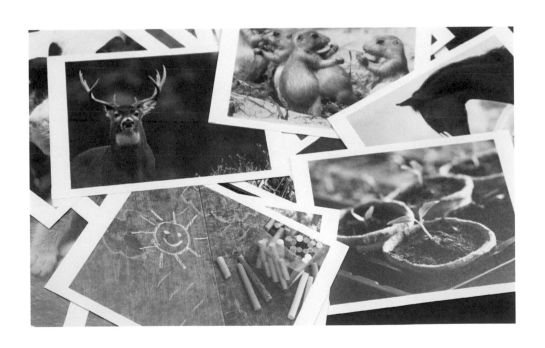

商業圖庫當中尋找可以用的圖像，很快就補足好友攝影師作品內容中較少的部分。

後來，《紅花卡二》和《紅花卡三》裡面設計了許多大自然和野生動物的場景，更難從朋友的鏡頭裡面獲取，商業圖庫成了寶貴的資料庫。當然，要從上千萬張圖片當中挑選能用的圖卡，非常耗費時間。同時她得克服商業圖庫版權與法律規範的問題，這使得產出《紅花卡》的過程十分耗費心思。

出版時，李泓思考圖卡尺寸，認為一定要大張。這概念主要源於學習階段老師把很多明信片撒在地上的感覺，視覺上要能看得見，有感覺的圖像要能吸引挑選者的視覺。稿件完整之後，下一個挑戰是印刷，由於一開始較沒有經驗，《紅花卡一》第一版沒有達到預期想要的品質。在印刷成品的挫折和摸索中成長，終於找到一家生產故宮博物院複製畫的廠商，讓後來出版品的紙質和印刷品質都大幅改善。

《紅花卡一經典版》是《紅花卡一》的再版，內容抽換第一版中較不常用的10件作品，改為更具隱喻性的圖片。《紅花卡》系列目前有三套圖卡，每一盒都是90張圖卡，《紅花卡三》更多了36張補充卡，全部是寫實影像的攝影作品，是作者耗時耗力收集來的影像作品。這套攝影作品的內容非常動人，除了攝影作品張張精彩之外，每一件作品的主題都反映了人生的不同面貌，色彩構圖更貼近人生的各種深刻情緒感受，圖卡本身完全沒有文字，純粹以直覺的視覺圖像引導觀看者的思維與感受。更因為沒有文字詮釋的寫實圖像，易懂易理解，不受到語言年齡的限制，任何情境都能鮮活的與圖卡使用者產生連結。

心願卡：圓形的情感創意想像

胡綺祐（2012）。心願卡。臺中：左西人文空間。

　　《心願卡》色彩豐富，圖像可愛，由愛畫畫的諮商心理師胡綺祐所創作設計，主要目標是透過曼陀羅圖像進行自我照顧和自我探索。圖卡的全部內容總共64張，都是圓形的曼陀羅圖像，印製在方形裁圓邊的紙張上面。圓形圖像很容易讓人聯想到水晶球釋放的訊息，或是單筒望眼鏡拉近之後看到的世界，很適合探討一個聚焦的議題。

　　胡綺祐一開始畫這些曼陀羅圖像時，並沒有特別目的或想到要出版成心理治療用的圖卡。創作時的初衷其實是想要畫曼陀羅做自我照顧，那段時間她幾乎每天畫一張曼陀羅圖畫日記，用的是粉蠟筆，時間短的作品約

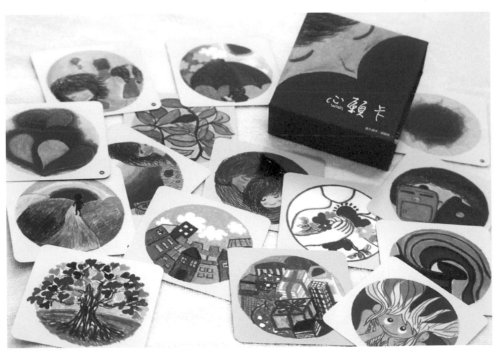

以圓形曼陀羅形式設計的《心願卡》，風格清新可愛。

可於20分鐘完成，有的作品則要花上一個多小時的創作時間。有時，心情剛好適合畫兩張，也有一天兩件作品的情況。畫完之後，心中對於當天作品有想法的話，還要花上一點時間寫文字記錄。這段曼陀羅創作時間歷時有半年之久，也可以說是當時的圖畫日記，作品量很豐富。

左西人文空間的陳盈君老師知道這批作品時，鼓勵胡綺祐出版，因此出現一些關於出版的對話與討論。這些曼陀羅作品最初是畫在八開圖畫紙上，也由於是有計畫的曼陀羅創作，因此每一張的圓型都是固定的形狀。討論出版時，曾經想過以繪本形式或是著色畫本的形式出版，最後決定在方形圖卡上印製圓型圖畫，成為目前《心願卡》的樣子。

決定使用方形圖卡的樣式有幾個理由，一是方形圖卡在使用上比較好拿在手上使用，二是有些圖形在方形紙張轉動時的方向性不明顯，剛好可以讓圖卡意義有更多的可能性。再者，如果出版時裁切成圓型圖卡，可能與傳統童玩尪仔標的聯想太接近，因此不選用這種使用上太像遊戲的方法出版。選擇曼陀羅日記圖像時，期望內容能引發使用者的多元想法，希望挑出各種引發投射想像的豐富主題，盡量平均挑選人物、抽象、物件、象徵意義等主題。胡綺祐的畫風清新可愛，內容以人物主題為多，因此挑出來的人物主題圖像也多一些。

根據胡綺祐使用圖卡的經驗，這套圖卡應用的族群範圍廣，各種族群都能用。大學生和社會新鮮人則是對這套圖卡最有想法的族群，可能與他們正面臨真正的獨立個體化時期，具有童趣的粉蠟筆可愛畫風刺激視覺之後，潛在的攪動了心理退化想像，更能連結潛意識的直覺感受，因而比其他族群更多映照自己內在世界的想法出現。

臉卡／人我卡：繽紛色彩與黑白聯想的圖卡

王釋逸、OSAMU（2012）。臉卡。臺中：左西人文空間。
王釋逸、OSAMU（2016）。人我卡。臺中：種子心靈事業有限公司。

　　王釋逸平常就喜歡畫畫，每一陣子塗鴉的主題、內容和風格都不大相同，是平日心理師工作之外，與自己同在的習慣。早期塗鴉的時候，因曾學過一小段時間的素描，都是用紙筆隨興描繪。有了iPad之後，王釋逸發現有些軟體非常好用，容易入手，且畫出來色彩鮮豔。更重要的是，使用iPad畫圖速度很快，能隨意亂畫，也能輕易重來，不喜歡的畫取消就好。王釋逸認為這樣的媒材很適合他喜歡快速成形，不喜歡久拖的個性，畫出來的造型顏色亮麗，所以許多圖畫都在iPad裡面產生。

　　臉卡出版之前，有一陣子王釋逸很喜歡畫臉，iPad裡面存了一大堆

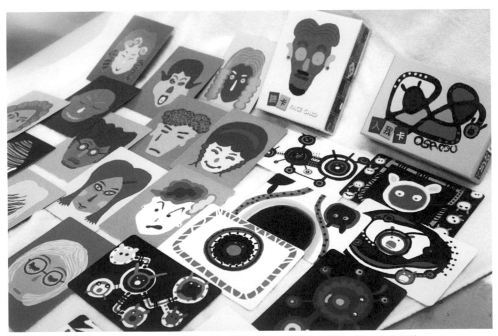

《臉卡》和《人我卡》為創作風格獨特的圖卡，極適合帶領投射性的創作表達。

各種顏色的臉。有一天到左西人文空間聊天，驚奇於那裡各式各樣的圖卡，聊著聊著談到自己畫了很多臉這件事情。左西人文空間負責人分享了《Oh卡》系列有成人與兒童的臉卡，但顏色與風格偏黑暗模糊，臺灣文化背景之下的使用者感受並不強烈。

聽了這些之後，王釋逸決定要出版一套色彩鮮豔、視覺刺激強的臉卡。於是他打開檔案夾，簡單整理了自己畫的各種臉，做了簡單的喜怒哀樂表情分類，造型也有小孩、成人、老人等各種年齡層的聯想造型。接著和左西團隊討論幾次之後，就確定了出版的88件作品之內容。

基於本身心理動力背景的訓練，王釋逸希望這套圖卡能被當成投射牌卡來使用。全圖像的圖卡樣式，能提供使用者自由投射想要講的內容，不提供制式化的題目，而讓圖像直接激勵各種聯想，讓使用者的思考之內容與範圍皆不受限制。這個理想在應用上有時候會遇到難題，使用者有時候會反映要有文字比較好想，或有人會反映需要玩法說明。

然而，王釋逸比較期望《臉卡》能提供的是自由聯想，不要受到固定的文字意義所約束，如此才能完全投射。他更期望使用者拿到《臉卡》之後，自由發揮想像力，喜歡怎麼用都可以。多年應用《臉卡》之後，王釋逸有時接到喜歡投射牌卡的專業使用者之回饋，發現很多用法都是自己沒有想過的創意方法，這讓身為作者的他非常開心。

《臉卡》出版撰寫作者介紹段落時，王釋逸發現自己無法三言兩語的介紹自己，更發現畫畫時的自己像是擁有另一個身分，可以天馬行空的亂畫一通，也可以想搞怪就搞怪。於是他想到Osamu這個畫圖分身的名字，演講時在PPT上秀出兩個身分的自己，問問學員有什麼想法，常常得到意想不到的答案。這些答案更成為接下來課程中，內容自由應變的跳板。

王釋逸的正職工作讓他並沒有特別考慮圖卡行銷，這讓他能自由自在的創作。拿了《臉卡》的版稅之後，想到《臉卡》是彩色的，於是他開始

想創作一套黑白為主的圖卡，《人我卡》就在《臉卡》版稅的投資之下誕生了。

　　《人我卡》充滿黑白主題與背景交錯的點狀、曲線、圓圈等抽象內容，圖卡也來自於不一定要出版的平日塗鴉。在這些點點、曲線和圓圈的內容中，線與線的連結彷彿具有人際連結的議題，應用上似乎也能產生各種人際關係的探討。若要比較《臉卡》和《人我卡》，色彩鮮豔的《臉卡》在視覺上很吸引人，年紀小的孩子接受度也高，更曾經有特教老師反應不說話的孩子因《臉卡》而對自己的家庭故事有很豐富的表達。黑白線條為主的《人我卡》因線條與抽象表現的圖像表徵，有些成年人一下子之間可以源源不絕的連結到許多人際象徵，內容豐富成為應用此圖卡時的優勢。

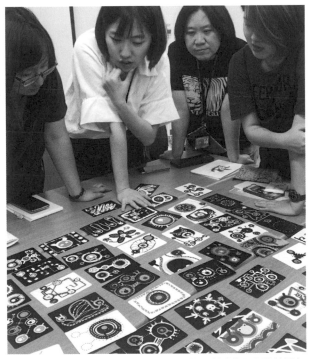

符號形式的圖卡，能引發很多不一樣的討論，幫助使用者投射想法。

Fun心卡：可愛小愛心的圖像敘事

周詠詩（2012）。Fun心卡。臺北：好心晴工坊。
周詠詩（2012）。Fun心福卡。臺北：好心晴工坊。
周詠詩（2014）。知心卡。臺北：好心晴工坊。
周詠詩（2017）。療心卡。臺北：布克文化。

　　《Fun心卡》由社工師周詠詩設計，共有44張全圖像圖卡，由創作者手繪，另有44張字卡搭配使用。愛心造型是這套圖卡的主角，每一張圖卡的愛心是擬人化的造型，融入各種環境當中，活潑的扮演著他們自己的故事。正如同其他以圖像為主的圖卡。《Fun心卡》的各種情境能讓使用者投射自己的觀點，進而探索潛意識世界。創作時，周詠詩選用筆形的粉彩筆，能夠仔細描繪，並能自在地塗抹、應用色彩，形成清新溫暖的風格。

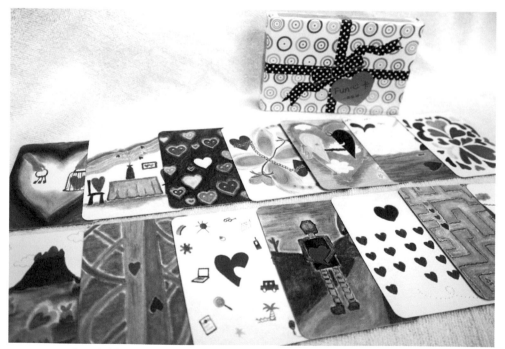

《Fun心卡》的愛心各自具有活潑的生命，帶動使用者進行創造性的探索與想像。

周詠詩最初設計時選用愛心形狀的各種樣貌，主要是希望圖卡可以運用在心理相關工作，讓工作對象能投射自己的心思意念到圖卡上。

應用的過程，在心理工作者的帶領之下，可幫助使用者進行自我探索或問題解決的思考等。這套圖卡應用在藝術治療時最大的好處，是圖像作品風格平易近人，不易引發工作對象對創作技巧的焦慮。愛心造型在這套圖卡中是具有生命的個體，鮮活的扮演著他們自己，各種動人的情境容易讓使用者靠近這些圖像內容。

若要透過這套圖卡引發創作想像，愛心幾乎是每個人隨手拿起筆就能形成的造型，近乎色鉛筆的細緻粉彩筆觸，很貼近一般人平時都可以應用的生活情境，要帶領應用圖卡的普羅大眾來張屬於自己的《Fun心卡》，也不會太困難。透過自己創作的《Fun心卡》談自己的生活，是個能貼近自己的探索過程。

周詠詩表示，《Fun心卡》出版近十年，應用的族群非常廣，主要也因為圖像風格和內容很能貼近人心。曾經有青少年主動的從仿畫開始，最後畫成自己的圖；也曾經有寡言難談的青少年，看到圖卡便很快投入治療關係中。圖卡本身可以用來進行延伸創作，也可以用來講故事，或是創意想像。

《Fun心卡》的姊妹作是44張背面有正向語句的《Fun心福卡》，可以搭配圖卡使用。周詠詩另外也設計出版《療心卡》、《知心卡》、《心靈牌卡私房書》，以及《桌遊聊心話大冒險》。

情緒療癒卡：以平易近人的圖像接近情緒

陳盈君（2018）。情緒療癒卡。臺中：左西人文空間。
陳盈君（2011）。珍愛卡。臺中：左西人文空間。
陳盈君（2013）。熊讚卡：自我肯定句。臺中：左西人文空間。
陳盈君（2014）。京都：愛的功課卡。臺中：飛鳥季社出版。
陳盈君（2015）。很角色：天賦特質卡。臺中：左西人文空間。
陳盈君（2016）。iMaya馬亞卡。臺中：左西人文空間。
陳盈君（2016）。夢翔卡。臺中：左西人文空間。

　　基於對圖卡的喜好，陳盈君跟先生共同創辦了「左西人文空間」，是臺灣中部的圖卡重要店鋪。陳盈君一直是以圖卡為工具執行專業的心理工作，內容包括心理專業的直接服務和各種教育訓練。她早期很受《Oh卡》的吸引，不但應用在心理實務工作，也在專業培訓時應用很長一段時間。然而，《Oh卡》畢竟是國外出版品，圖像本身不夠本土化，這一點在長期的心理師培訓課程中，聽過許多心理師的回饋與建議。因此，陳盈君決定自己設計圖卡應用於工作中，從第一套設計的《珍愛卡》到目前為止，總共設計過七套圖卡，是圖卡多產的心理師。

　　陳盈君最早設計的《珍愛卡》出版機緣很有趣。當時她剛創業，左西人文空間比較像是一家小書店。有一個獨立出版繪本的插畫家發呆綠，自己騎著腳踏車前來店裡，主動說自己有個繪本《死黨》想要寄售。這是一個使用水彩描繪兩個好朋友的故事，圖畫風格非常溫暖。基於左西人文空間時常進行教學推廣，就留下所有的出版品放在店裡賣，很快在教學推廣的情況下銷售一空。

　　當時陳盈君突發奇想，覺得發呆綠的圖像非常溫暖，於是想要應用發呆綠的兩本繪本《死黨》及《住在檸檬島》裡面的圖畫出版成牌卡，讓使用者抽牌卡玩投射遊戲。插畫家發呆綠很快答應這個合作，由陳盈君挑選繪本裡面的圖，結合心理工作經驗，聯想圖像可能出現的關鍵字，撰寫

正向與負向的詞句內容，設計成橫向景觀式的圖片，出版成《珍愛卡》。《珍愛卡》的主題與愛情和人際關係有關，因此國高中以上的應用族群都很喜歡，中年族群也能連結生命經驗。

　　這套圖卡出版之後，陳盈君每一次出版的圖卡的圖像風格都很不一樣。其中有擬人化圖像的《熊讚卡》和《很角色》、攝影作品加上簡短文字說明的《京都愛的功課》、長相可愛又有夢幻主角的《夢翔卡》，以及水彩人物畫為主題的《情緒療癒卡》。

　　陳盈君表示，非常多人問過圖卡上到底要有文字還是不要有文字比較好，這也是她在設計圖卡時，時常掙扎的問題。她從經驗中發現，如果圖卡上面有文字，有些人可能受到文字的影響頗大而完全忽略圖畫。例如《珍愛卡》有一張「放手」，使用者看到這張圖卡時，常常都直接看到文字而忽略圖像帶來的感受。因此，有時候培訓課程會特別請學習者把文字

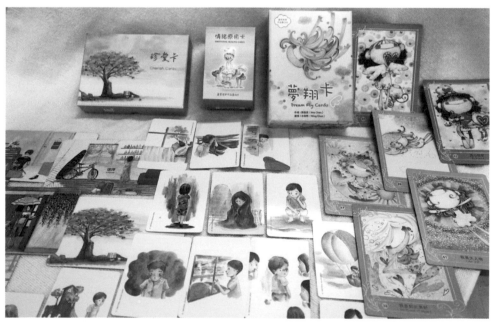

陳盈君設計的每一套圖卡繪畫風格皆不同，其中，《情緒療癒卡》為正面全圖像圖卡。

遮掉，讓圖卡學習者的視覺帶動圖像投射，再探究文字帶來的想法。

然而，對於一般較為缺乏聯想力的圖卡使用者而言，引領他們對著圖像做自由聯想，很多人會講不出來。這也是陳盈君在自己設計的圖卡上，大多有文字的原因。當然，她也發現聯想能力好的人，有能力投射圖像帶來的各種想法，這些想法豐富且能突破文字的設限，其實不要有文字更好。

設計《情緒療癒卡》的時候，一方面想到《Oh卡》能夠把圖像和文字分開使用，或有機會把兩者合在一起，但缺點是不使用圖的時候，文字卡中間彷彿缺了一塊。因此，陳盈君想要設計一套圖卡，能單獨使用圖，也能單獨使用文字，兩者能配合使用，讓組合的可能性更多。《情緒療癒卡》便在這樣的設計思維之下產生。

這套圖卡設計之初，設定了特定的使用對象與目標，期望能設計給陪伴人的引導者，協助處理陪伴他人時所引發的情緒問題。內容上，期望是具有臺灣本土感受性的內容，能貼近一般服務業學習者的日常生活。情緒內容的部分，約一半正向一半負向的情緒，讓插畫家畫出情緒情境，方便使用者投射感受。

這套圖卡找插畫家設計時，由於本土化內容的設定，陳盈君由插畫家提供的風格中挑選了一個具有童年聯想的國語日報插畫風格。她認為這種小時候看的報紙圖畫風格，能帶動看圖者的過去經驗，同時有種復古感與臺灣在地感。應用圖卡的時候，可以用圖做暖身活動，或是抽卡的破冰活動，由圖或由文字開始都可以有豐富的分享。

根據陳盈君的經驗，《情緒療癒卡》應用時不一定是心理專業人員使用，工商業界和服務業也很能進入狀況。許多人平常要談情緒並不容易，情緒卡能協助情緒聚焦，無論選字或選卡，都能深化討論，出現許多豐富的內容，讓帶領者能接著協助圖卡使用者探索自己的情緒狀態。

我們的關係卡：應用細膩柔美的畫面風格探索關係

陳怡婷（2017）。我們的關係卡。臺北：微憩心藝文化。
陳怡婷（2019）。圓夢卡。臺北：微憩心藝文化。

　　陳怡婷表示，《我們的關係卡》最初設計是基於助人實務工作經驗，以及受到《Oh卡》設計形式的影響。她工作早期常以《Oh卡》協助較難表達的工作對象，利用圖像引發聯想，進而協助對方探索個人議題。《Oh卡》的應用工作和教學工作坊帶領了大約七年，但覺得這是外國人設計的圖卡，圖像本身色彩較為灰暗深沉，卡片尺寸也比較小張。

　　在工作經驗中，陳怡婷發現關係議題並不好談，對於心中時常受關係議題困擾的年輕人而言，往往心有感受卻難以開口。因此想要設計一套以

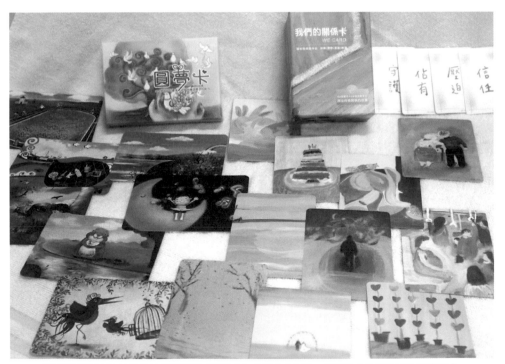

《我們的關係卡》的柔美油畫風格和《圓夢卡》的數位化創作，應用許多象徵性圖像表達方式。

關係為主題的圖卡，讓工作對象能夠投射出隱而未現的想法，或是以圖卡做為會談過程輔助表達的工具。

　　基於以上想法，陳怡婷開始收集資料，由撰寫關係的文章中，抽取出與關係發展有關的動詞，例如接納、信任、守護、干涉、拒絕、佔有等這類動詞。最後選出66個關係動詞，請插畫家莘筱茜根據動詞的意義，以油畫描繪辭彙的聯想圖像。

　　《我們的關係卡》色彩風格輕朗明亮，部分抽象寫意，部分則畫出具體圖像。字卡雖然有66張，但圖卡只有54張。圖卡創作時來自於字詞的聯想，強調模糊情境的優美寫意風格能帶動使用者投射出內在思維感受。這套圖卡廣受發展階段較易出現關係議題的國中、高中、大專生，以及青年的歡迎。應用上，能幫助探索關係議題時，將難以表達的感受與圖像連結，由視覺帶動圖卡的說明，幫助工作對象更能表達。

　　陳怡婷發現《我們的關係卡》在應用上出現一個有趣的現象：男性偏愛字卡，而女性偏愛應用圖卡。這或許和男性習慣邏輯思維和具體的邏輯表達，女性容易將感受投注於視覺思考有關。同時，由於關係議題時常牽涉到原生家庭議題，應用上也容易在探討牌卡內容時，出現原生家庭的相處模式之探討。

　　陳怡婷的另外一件作品是《圓夢卡》，主題與生涯發展之實現夢想議題有關。這套圖卡的靈感主要源自她在大專院校兼任生涯課程時，訪談成功人士，發現他們的生涯路徑各有激勵人心之處，便以成功的生涯路徑這樣的主題，設計圓夢卡，主要目標是進行圓夢之生涯策略探索。圓夢卡的特色是以繪本的概念設計圖像，例如傑克魔豆象徵探索歷程、龜兔賽跑象徵持之以恆。圓夢卡由插畫家謝欣錦以數位影像的方式描繪，總共52張圖卡。

　　陳怡婷設計圖卡時，通常仔細在主題意象之下，發展主題圖卡的多元

意義。先設定內容之後，再找合適風格的插畫家，以想要的創作媒材請插畫家協助創作。圖卡的特色一面是圖，一面是文字。應用上，假如只想應用圖像進行投射聯想，可以只用圖像這一面，請工作對象進行圖卡想像。假如想要應用的是主題圖卡相關的意義之討論，也可以隨時加入文字內容，應用上非常自由。

　　無論是《我們的關係卡》或是《圓夢卡》，都是主題之下精緻設計的圖卡內容。兩套圖卡的繪畫風格差異甚大，《我們的關係卡》是油畫風格，《圓夢卡》是數位媒體為媒材的風格，都是圖像圖卡內容中少見的，在應用上能提供使用者多元的視覺刺激。

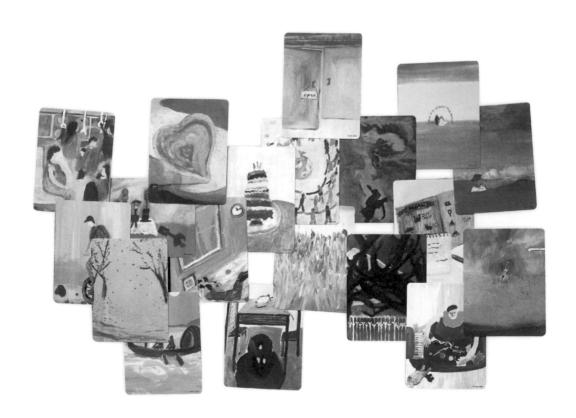

關係卡卡：關係的象徵圖像

賀孝銘、康依婷、陳尚綾（2018）。關係卡卡。獨立出版。

　　出版《關係卡卡》之前，彰化師大輔導與諮商學系副教授賀孝銘根據「需求導向諮商理論」研發文字為主體的《需求卡》。由於全文字卡的使用對象比較受限，他一直想要研發不受文字影響、以關係事件為主的卡片。帶著這樣的想法嘗試設計圖卡並找學生及專業美工人員進行構思的圖像繪製，礙於心理專長者的美術專業不夠、美術專長者對於圖卡內容的想法不夠而擱置。後因尋得康依婷協助，她不但具備心理學訓練背景，又有厚實的繪畫能力，得以順利完成先前的構思。

　　康依婷是賀孝銘老師指導的學生，有能力將抽象的心理學構念轉化為具象圖畫，對於賀孝銘需求理論中的人際需求所要呈現的內容能有充分

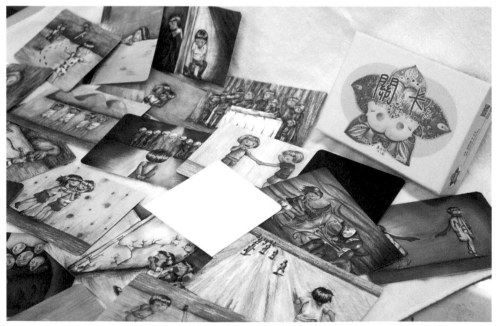

《關係卡卡》的圖像內容中，應用許多象徵性表達的方式，探討關係議題。

的理解。康依婷當時因工讀需求、對繪畫的興趣和表達性藝術治療論文研究的選擇，投入和賀孝銘老師合作設計《關係卡卡》圖卡設計與製作。賀孝銘老師表示，開始前先進行數月的討論，形成媒材的情境規劃，由康依婷按照討論結果規劃關係元素與概念的呈現方式，例如使用哪些概念素材（面具、牆面、繩索等）形成表徵、人物的設定、關係的情境、正負向情境的配置、構圖的規劃等等。

經過長時間討論與概念溝通後，康依婷依核心腳本試繪第一批數十張圖畫，討論後，發現與原有的構思差距稍多，康依婷選擇重新繪製更貼近賀老師預設的新圖。為了創作上更有效率，康依婷通常先以鉛筆打稿，和賀老師以草稿討論微調畫面內容與構圖，確認新圖與原有構思表徵的忠實度與效能，形成最後的版本，再進行彩繪呈現，而後進行印製與試用。試用後，由原有60多張增為最後確定出版的84張圖卡（其中有兩張為黑、白色卡）。全部繪圖耗時約十個月，定稿後，再進行材質與印製的設計，並編寫基本的使用手冊（說明書）。

《關係卡卡》繪製完成時為82張，但試用的時候，發現這些圖卡無法完全包含所需的關係情境，因此加上僅有單純顏色的黑卡和白卡各一張。這兩張圖卡的目的在於協助無法有效以繪製的82張圖卡連結經驗或諮商焦點的人，可以自由投射其狀態或困境，使圖卡的投射空間增大，減少限制。

《關係卡卡》多為寫實事件的人物圖像主題，內容大約一半正向一半負向，也有部分模糊情境的投射性圖像。實務應用時，能應用到很多不一樣的族群，包括輔導教師、諮商師、社工師、一般教師、甚至家長，均可用於協助個案或孩子互動及探索事件。近年長照工作推展時，工作人員被期待使用媒材協助長照者與被照顧者，這套圖卡因為呈現許多照顧與被照顧、關係糾結、正負向關係與困局的主題，包括生老病死等，因而被許多長照相關人員採用。

微光·隱喻卡：敘事哲學觀之攝影美學圖卡

林盈君、蘇銘昌（2017）。微光·隱喻卡。臺南：看見光亮心理諮商所。

　　《微光·隱喻卡》是由看見光亮心理諮商所的工作團隊林盈君、蘇銘昌、連廷誥、王孟羚、黃敬傑、許惠雅、蘇郁玫、黃智卿，以及蘇銘昌老師所研發，由林盈君撰寫文字，蘇銘昌負責攝影作品，以「困境裡看見希望的微光」為主題設計圖卡。

　　林盈君表示，這套圖卡的誕生是一個緣分。在使用敘事治療取向的諮商工作很多年之後，林盈君因喜歡敘事的哲學觀，而相信應用後現代觀點的敘事方法之陪伴力量。有時候面對比較難進行口語敘述的工作對象時，她常常想應用媒材幫助敘事更順暢。

　　平常喜歡攝影和從事藝術治療的小學特教老師蘇銘昌，曾經參加林盈君舉辦的讀書會一段時間，經常在FB定期分享自己的攝影作品。當時蘇銘昌很想選用自己的攝影作品作為應用於心理工作的投射性媒材，於是在林盈君的邀請下，蘇銘昌與看見光亮心理諮商所的工作團隊共同討論以敘事治療的哲學觀為背景，挑選出一套可以應用於工作中的媒材。

　　挑圖的時候，先由蘇銘昌從成千上百張作品當中挑選出可能應用的一、兩百張，後續由諮商所的工作團隊一起挑選出比較有故事性的六十幾張。挑選的時候首先靠直覺留下可以引發敘事的圖片，再更為仔細的討論較能應用於心理工作的主題，把圖片當中很能表達生命議題的作品挑出來。第一階段大約完成六十幾件攝影作品的挑選。然而部分主題很難在作品當中找到，例如，這些作品中缺少一些隱喻性主題。

　　為了這些平常攝影作品中較難拍到的主題，請蘇銘昌特別進行拍攝，例如十字架、地圖、隧道或是一般柴米油鹽醬醋茶這樣的內容。為了拍這些作品，蘇銘昌特別跑了一些地方，例如到龍騰隧道拍攝作品，其他需要

的主題也花了一些時間創作。

　　第一版的圖卡總共有88張，圖卡確認之後，主要由林盈君根據畫面內容撰寫圖卡背後的文字。以編號六的「尋光」而言，這件作品是一處乾涸的大地，有一道水痕和陽光的光亮，林盈君便根據這樣的內容，聯想一個和敘事哲學觀相關的內容。作品的正面保有單純的攝影作品畫面，方便在應用的時候讓使用者投射想法，背面的文字也可以在需要時，以訊息卡的功能提供使用者想法上的參考與探索。又或是，這些文字以敘事治療的概念撰寫而成，同時讓使用者能接觸並理解敘事意涵的內容。

　　這套圖卡每張作品背面的隱喻主題及文字，時常幫助使用者激發更多與自身連結的想法，並能在圖文共鳴中獲得新的反思與覺察。第二版的《微光‧隱喻卡》多了幾張與情緒有關的主題，分別是痛苦、悲傷、批判和失落，包含另外兩個主題，總計新增六張。作者群為了這六張來回了好幾個月，因此第二版的《微光‧隱喻卡》有94張，外加12張情境卡。

　　《微光‧隱喻卡》應用時，較常用在國中以上的成人，主要和背面的文字理解能力有關。助人工作應用時，可以單獨使用圖像這一面的內容，讓使用者連結到自己所思所想之圖像意義，也可以應用圖卡思考隱諱不明的內在狀態。同時可翻閱背面的隱喻主題與文字內容，思考內容帶來的啟發。

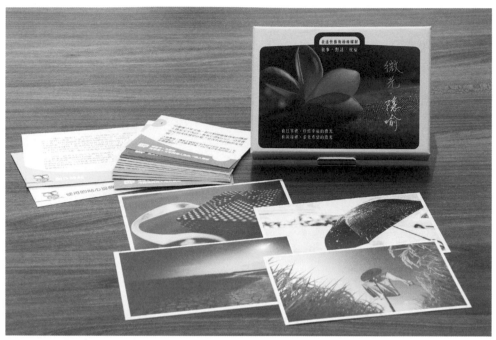

林盈君主導的《微光‧隱喻卡》由愛好攝影的蘇銘昌作品中選件，設計成敘事取向的應用圖卡。

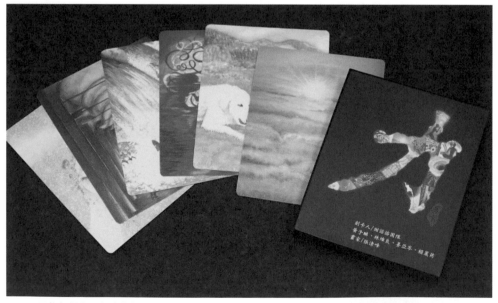

四位年輕心理師合作設計的《力卡》取用給與力量的概念，期望使用者都能獲得賦能的力量。

力卡與吃什麼卡：本土圖像之心理力量與本土飲食之心理連結

黃子琳、姜亞岑、林維良、賴麗筠（2016）。吃什麼卡。獨立出版。
黃子琳、姜亞岑、林維良、賴麗筠（2019）。力卡。獨立出版。

　　四位年輕的心理師團隊黃子琳、姜亞岑、林維良、賴麗筠從讀書時期就對圖卡很有興趣。他們從開發《吃什麼卡》到《力卡》，都是以臺灣本土圖像為主軸。《吃什麼卡》設計時的主要目標是透過美味料理回溯生命經驗，連結身旁的家人與朋友，對他們有更多了解，更能返回自身重新檢視內心世界進行探索與理解。《力卡》則是以臺灣本土常見的視覺影像轉化為全圖卡的視覺圖像，期望能激起使用者內在賦能的力量。

　　黃子琳表示，自己念大學之後住外面，是典型的外食族。由於長年外食，每天想要吃什麼是日常的平凡經驗。有一天心中對自己產生一個疑問，為什麼有時候特別想要吃什麼？在什麼季節就想要找哪種食物？食物好像能拉近人與人之間的距離，因此開始關心食物這個話題。再有一天，經過羊肉爐店，站在外面看店裡面的人很歡樂，是一種人與人之間連結的感覺，卻發現自己從來沒有走進這類朋友邀約才會來的店。此時，黃子琳思考到食物與生活平行，透過食物或可探究自己，或探究人與人之間的連結。於是開始和自己的夥伴們討論食物這個主題。

　　一開始，團隊中的四個人說好每天記錄自己吃什麼，開始拓展與收集各種飲食紀錄。一開始的時候每天拍照，越拍越多，以研究的精神做了大約三、四個月的照片飲食紀錄。記錄的過程中，大家邊拍邊討論，幾個月過去，食物的種類開始重複，於是開始歸納食物的種類，例如臺灣道地的食物、臺灣人喜歡的異鄉食物、常見的日韓料理等等。有了這些大方向之後，開始定調以「食物」作為臺灣這個文化體制之內的原型，想要透過臺灣食物找到一種臺灣人的感覺等。

起初他們考慮使用照片，但發現團隊當中大家的拍照方法太不一致，食物的樣貌透過照片又太真實，無法確認使用者是否能投射什麼。因此，確認想要抓「回憶中的味道」這樣的主題時，他們決定找一個復古畫風，營造有古味的風格。

　　找到喜歡畫畫的廖芳儀畫插畫是一個緣分，她的畫風簡單而溫暖，很適合貼近生活的食物主題。《吃什麼卡》最後總共107張，畫面有簡單的食物和食物種類的簡單文字，背面則有文字說明。由於主題貼近生活，設計團隊發現使用這套圖卡的不一定是心理工作者，也有很多特教、桌遊老師或是很多不一樣領域的創意性用法。雖然應用範圍很廣，《吃什麼卡》應用於部分族群時，較無法引起共鳴，例如偏鄉部落的兒童對圖片上的食物多半沒有接觸過，當然較難連結日常感受。

　　值得一提的是，設計團隊創作《吃什麼卡》之後，團隊構思為悲傷情緒者做一份圖卡。尋思圖卡之主題內容時，他們首先想到自然景物中可以帶來安定力量的象徵景象，例如山給人依靠和安定的力量。於是團隊成員開始在「賦能」這個主題之下設計《力卡》。

　　團隊成員開始大量攝影，參考能給予力量的自然景象，或是生活中可看到的各種視覺影像，期望能找到給人心理支持與力量的視覺影像。團隊成員收集很多、也刪掉很多攝影圖像，主要是因為《吃什麼卡》有107張，數量帶來的重量有點不方便，因此決定要設計一套輕薄而有內容的卡片。《力卡》在這個概念之下誕生，這次邀請藝術家張清峰採用繽紛色彩的內容，描繪單面全圖像的內容，期望展現活潑色彩的內容能帶給使用者黑暗感受中的光明力量，同時提供使用者能自由投射內在想法。為了更增強「給予力量」的概念，《力卡》同時出版了明信片版，讓使用者能將賦能圖像分享與親友，增加使用上的可能性。

食癒卡：以視覺滿足吃的想像

孫守宏（2018）。食癒卡。獨立出版。

　　孫守宏是一位喜歡美食的心理諮商師，設計這套圖卡之前，自己有個美食部落格，是自己專業工作之外分享樂趣以及結交同好的空間。平常這個美食部落客的副業，他常分享自己在臺北或各地吃了什麼的內容，擁有一群喜歡這個美食部落格的粉絲。

　　在他擔任賴念華老師助理的時候，賴老師非常鼓勵他把這幾百張食物照片轉變成可以應用於心理治療活動的商品，同時也能思考自己的定位。當時孫守宏心裡想，國外也有食物卡片，如果能把累積五、六年以上的食

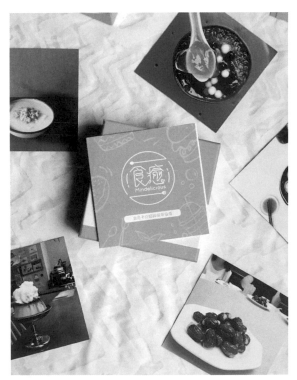

《食癒卡》清晰寫實的美食，不但讓人想起飲食經驗，也連結到生命歷程中，透過食物連結的深層文化意義。

物照片挑選出版，成為具有本土意義的圖卡作品，也是一件有趣的事情。

　　當時在兩年的心理培訓課程中，雖然會用到這類東西，但孫守宏心裡其實很懷疑出版的可能。於是，他先做了打樣，應用在培訓工作中，發現食物這個主題很能貼近人心，因此埋首努力想要完成這套圖卡。

　　孫守宏先從三、四百張食物照片裡面，請同為美食部落客的朋友們協助挑選圖片，最後根據大中華地區可以找到的食物，挑出大家都有共鳴的食物圖片。確認的一百種食物當中，照片精選了四、五十張，另外四、五十張則重拍，最後整合成100張圖片。這100張當中具有亞洲常見的各國食物，數量比例上大中華地區常見的大約有八成，一成則是日、韓、美地區的食物，一成是其他。

　　食物都挑選出來之後，孫守宏參考賴念華老師的建議加上文字，讓圖卡應用的可能性更高。思考文字的時候，為了讓文字應用的範疇更能激勵想像，文字量並不多，僅僅挑選各種正向的動詞，印製在食物圖卡的背面。印製時，由於是獨立出版，從設計到印刷都要自己來，在設計師朋

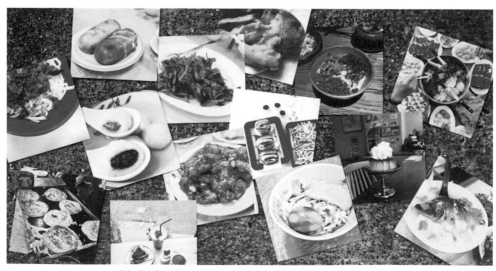

《食癒卡》的美食，勾起使用者日常飲食與相關生命經驗。

友謝智鵬協助之下，孫守宏也跑了幾趟印刷廠盯廠，以確保色彩與印刷品質。

　　《食癒卡》應用的時候，用「民以食為天」這個概念凸顯華人文化對飲食的重視，文化落實於地方飲食，無形卻連結著我們的日常生活。食物提供生命基本滿足，同時連結內在對家、對成長、對心靈撫慰等議題，自始至終聯繫著深具文化意義的心靈港灣之安全想像。總歸而言，《食癒卡》期望透過食物牽起關係，喚起記憶中彼此的連結，走向療癒之旅。

　　孫守宏應用這套圖卡時，發現象徵性與感受性的內涵透過食物被展現出來，幫助工作對象在心理工作中更容易進入狀況。印象最深刻的圖卡應用經驗是與婆婆媽媽工作時，因為彼此做菜的經驗豐富，不僅僅是食物的連結，更連結到煮飯照顧家人的經驗，快速的形成團體凝聚力。然而，這套圖卡應用在大陸地區時，由於多數圖卡內容來自於臺灣食物，可能無法滿足不同地區人們對於家鄉美食的想像，但食物帶來的觸覺、嗅覺、味覺、視覺、聽覺的五感想像，依然能帶來心靈層次的各種感動。

注釋：

16 Kagin, S. L., & Lusebrink, V. B. (1978). The expressive therapies continuum. *Art Psychotherapy*, 5(4), 171–180. https://doi.org/10.1016/0090-9092(78)90031-5
　　這個理論由Lisa D. Hinz具體說明應用於藝術治療實務工作時的方法，中譯版資料如下：
　　Hinz, L. D.（2018）。表達性治療連續系統：運用藝術於治療中的理論架構（金傳珩譯）。臺北：洪葉文化。

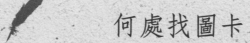

何處找圖卡

　　喜歡圖卡的人都喜歡找個地方欣賞各種圖卡，目前臺灣北、中、南三區各有圖卡代理銷售店，以下推薦幾個能找到上述圖卡的網頁與聯絡資料。

商周出版：
各大書店與網路書店均可訂購。
或撥打城邦出版集團客服專線：02-2500-7718、02-2500-7719訂購
https://www.cite.com.tw

臺灣藝術治療學會：
https://www.arttherapy.org.tw/arttherapy/post/post/data/arttherapy/tw/publications/

國立臺灣師範大學出版中心
地址：臺北市和平東路129號　電話：02-7749-5286
http://press.lib.ntnu.edu.tw/node/118

左西人文空間、左西購物網
地址：臺中市南屯區文心一路396號　電話：04-2251-3456
https://www.juicybuy.net/Product-category/spiritual-decks/

卡卡居文化創藝x心家藝心理諮商中心
地址：嘉義市西區竹圍里友竹街7號　電話：0930-073-997
http://www.2cardshouse.url.tw/

健康卡片發明家有限公司
電話：04-2261-2071
http://www.cardshouse.com.tw/html/cardshouse_card.php

第二部

面對作品‧理解圖像

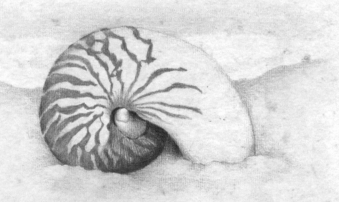

藝術的本質是發自內心的情感表達

前面談過藝術治療應用的是藝術自有的本質，是透過藝術的形式自然抒發情感的過程，以非語言的方法進行溝通表達。正如同兩個無法以同一國語言溝通的朋友，透過繪畫表情達意，彼此之間還是能夠同理共感。

得自於個人生活經驗的創作內涵具有深刻意義，過去的視覺經驗與重要感受同時儲藏在大腦的記憶區，產生創作感動時，找出重要感受記憶表達出來。藝術創作是一種透過心智能力表達情感的方式，內容包含了具有個人意義與感受的畫面。更重要的是主體意識開啟潛意識的窗口，看到最真實自我的一面。

本篇將進一步探索作品內涵與意義，帶領大家透過幾個理論模式進行對談，以增進對藝術內涵的理解。這些意義的理解並非由創作者以外的人由他者觀點分析作品，主要探討身為一個觀看作品的他者，如何客觀且貼近創作者的心思，進一步理解作品。最後，引用心理治療之諮商會談技術的具體方法與歷程，比較藝術介入時的會談方法之可能。

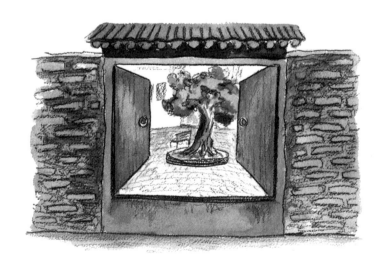

現象直觀法的藝術治療實務應用

現象學方法

乍聽「現象學」這個詞,多數人勢必感到這是一個距離遙遠且困難的學問。胡塞爾(Edmund Husserl, 1859-1938)認為現象學是探求事物本質的方法,要了解事物真實的本質,就要應用現象學方法。胡塞爾認為,我們看到的現象是表象,但表象與本質並非一個裡、一個外的對立元素,兩者皆是整體的一部分。要了解本質,需探究表象,具有整體觀的現象學應用方法,是在循環理解當中逐漸接近本質。

這裡舉一個例子,圖2-1是一件畫在生命樹卡透明片上的小作品。看到這件作品第一個直覺多半會說:「這是一棵樹,樹枝上掛了一個盪鞦韆,樹根非常清楚。」如果再仔細一點,可能會說到:「這棵樹有著黃綠色的樹冠,深咖啡色交雜了淺咖啡和紅咖啡線條的樹幹。」或許有人想問畫這件作品的創作者,對這棵樹有沒有個人詮釋?或問觀者如何詮釋?

現象學追求事務本質的方法是具有結構的詮釋循環法,是客觀而層次清晰的方法。胡塞爾認為,探究本質是透過人類感知與心智能力對於表

象的理解，是純粹意識的直覺，能直接解讀本質。然而這個理解本質的過程，必須回到現象本身，得要遠離先入為主的個人觀念。

　　胡塞爾重視理解現象者的意向性（intention），意指個體意識所指之對象。例如，看畫時的意向是理解藝術作品，觀者與觀看的藝術作品之客體是兩者之間的意識關係。將此概念應用在藝術治療工作時，當藝術治療師這個觀者想要透過意識的直覺了解工作對象的作品時，首先必須撤除個人偏見，以客觀的意向指向觀看的對象，也就是藝術治療工作對象所畫的作品。以下首先由倡導現象學取向藝術治療的Mala Betensky（1910-1999）的現象學方法談起。

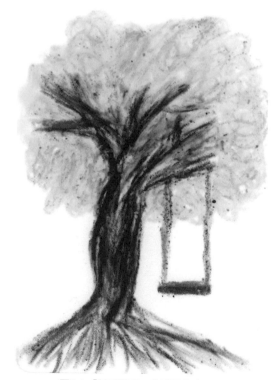

圖2-1 「請問讀者，你看見什麼？」

Betensky的現象學取向藝術治療

Betensky[1]認為，藝術創作的經驗對創作者而言是一種具體直接的經驗。這個經驗的第一個層次是創作經驗，第二個層次是觀看自己作品的經驗。藝術治療師在這個過程引領創作者真實的感受經驗，讓創作與觀看對創作者而言產生具體意義，是一個具有清晰意向性的過程。

這個過程在工作對象以自由選擇媒材和自由表達的自發創作情境當中，使用現象學結構的觀察方法最能達到目標，因為創作歷程在完全以創作者為主體的情況下，與他的個人意義之連結最強。

現象學取向的藝術治療師要有一個清楚的意向性，這個意向性是治療師在治療過程當中，無論是引導創作或是引導觀看，皆能清楚了解自己要把個案帶向何方。藝術治療的意向性指的是藝術治療師引導工作對象透過創作與觀看，真實探究自己作品意義的導向。Betensky將意向的過程當成深度認識的過程，強調目的性的觀看過程必須是直觀、不批判、接納的態度。再者，這個觀看不僅僅是整體瀏覽式的看（to see），更應該是每個元素都注意到的仔細觀看（to look）[2]。

現象學取向藝術治療操作的具體重點

Betensky的現象學取向藝術治療過程，藝術治療師與創作者之互動是一個透過作品自然談話，逐漸進入作品理解的歷程。有時很難清楚定義步驟與順序，因現象在自然情境中發生。藝術治療師在清楚的意向之下帶領創作者看作品，同時自己也以觀者的角度共同理解。

以下引用侯禎塘[3]整理Betensky著作中的現象學取向藝術治療之進行步驟，說明這個透過現象深度理解作品的過程。這四個主要步驟為：一、藝術媒材遊戲（pre-play with art materials）；二、藝術工作過程（the process of art work）；三、現象的直觀（phenomenological intuiting）；四、現象統整（phenomenological integration）。

　　第一個步驟類似於暖身活動，透過媒材遊戲而能更大膽的以藝術進行非語言表達。第二個步驟是整個創作活動的過程，包括圖像表達的嘗試、創作活動、產出作品。第三個步驟則將焦點放在觀看作品，觀看的兩個階段為覺知（perceiving）和看見的過程（what-do-you-see procedure）。第四個步驟為現象統整，統整的是藝術表達的整個歷程，並且比較系列作品之間的關聯與意義，以獲得更進一步的深刻覺察。

　　覺知過程的觀看方法，能逐步指向深刻的意義探究，具體方法為視覺展示、拉開距離、意向性觀看。

一、視覺展示（visual display）

　　當創作者完成作品時，治療師和創作者一起把作品移到一個方便觀看的地方。這個方法有著「作品展示並討論」的意味，類似藝術創作學習者完成作品時，在教學者引導之下，一同把作品放置在方便觀看討論的地方。視覺展示能幫助一同觀看的人更清楚而仔細的看作品。

二、拉開距離（distancing）

　　作品放置在適當地方之後，藝術治療師會提議將創作者和治療師坐的椅子稍遠拉離作品，讓一同觀看的兩人與作品再拉開一段距離。當創作者從創作主體的角色轉換為觀看者時，作品成為具有觀看意向的客體，比較能從客觀的角度探討作品。藝術相關科系的創作課程在作品完成後，會由老師帶領學生，把作品放在距離以外，進行藝術評論的練習方法，方法與此法類似，目標皆為客觀的看作品。

三、意向性觀看（intentional looking）

　　有目的的觀看是應用現象學概念理解作品的重要事項，Betensky認為意向性觀看需要花時間。當觀者的視覺停留在作品上的時候，先前沒有看

到或忽略的部分會逐漸浮現。另外，必須讓創作者在不受干擾的情況下專注觀看自己作品，這樣才能清楚發現作品上的細節。

以上為現象學取向觀看的初步方法。接下來，意向性的觀看內容包括看到什麼、如何描述並產生詮釋，是進一步的重點。觀看的過程，創作者透過仔細看自己的作品接收著作品傳遞出來的訊息，可以說是與創作現象溝通的務實方法。意向性觀看能一步一步帶領觀看作品的創作者發現作品中隱藏的訊息，對深層意義獲得理解。Betensky強調觀看需要時間，治療師也需要安靜地等待觀看過程的沉默，不能輕易給出評價，以免影響觀看的結果。

面對作品之意向性觀看

願意面對作品、專注的花時間觀看，已經產生一個親近作品並想要與之連結，或進一步了解的意向性。Betensky對於意向性觀看的具體方法，提出兩個重點。

一、個人意義與觀點

Betensky鼓勵創作者忽略他人的角度或評價，以個人觀點看作品，強調觀者內在真實的思維。上述三個步驟會引發創作者對自己作品內容與意義的想法，當藝術治療師透過「你看到什麼？」這個簡單的問題來問創作者時，能引發創作者進一步思考作品的意義。

二、現象學證據

現象來自於作品本身，所有觀看到的內涵都回到藝術表達本身，非來自於理論假設或推論。觀看時，由藝術治療師引導觀看作品上的特定結構性元素[4]（component）和作品所傳遞的感受。透過觀看，創作者對於這些元素組成時所傳遞的感受會逐漸浮現，最後能辨識其中的意義。

以上兩個重點各有兩個具體方法，其一為現象學描述（phenomenologi

cal description），其二為現象學闡釋（phenomenological unfolding）。

　　現象學描述來自於藝術治療師用「你看到什麼？」引導創作者觀看。有距離的觀看能幫助創作者客觀描述作品的一切，藝術治療師則在必要的時候提醒有哪些作品中的元素可以描述。

　　現象學闡釋則是對於看到的內容進行創作者觀點的詮釋，Betensky認為現象學闡釋有兩部分，一個部分是觀者對於畫面上個別物件的意義詮釋，另一部分是作品的色彩、造型、線條、構圖等各元素之間連結起來的意義之詮釋。

　　Betensky以一個女孩所畫的案例說明這個過程時[5]，他的問句非常簡單。在重複詢問「你看到什麼」的問句時，這位創作者從描述圖畫上具體畫下來的造型、色彩、構圖、空間之表徵後，意識到一些畫面上的細節與其中隱含的意義。反覆往來觀看的過程，創作者進入了自我覺察之歷程，更能敏銳的意識到內在世界所出現的象徵。

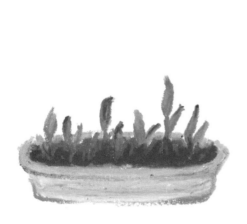

圖2-2 創作者雅妮選出的生命樹圖卡。

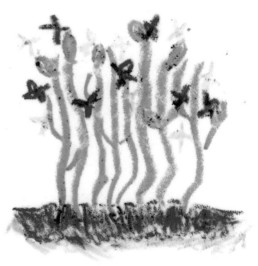

圖2-3 創作者雅妮為所選圖卡所畫的回應畫。

現象學取向的具體應用

　　以下，以雅妮的案例說明覺知過程的對談互動。下列作品的產出是由創作者先瀏覽自選一張有感覺的《生命樹》圖卡，進而畫出回應畫。以下段落為作品完成後，聚焦於個人觀點與意義，以及現象學證據的對話。

藝術治療師：仔細看一下，你看到什麼？（引出個人觀點和意義）

雅妮：植物的線條很清晰，很有方向性。（個人觀點和意義）

藝術治療師：是什麼樣的方向性？（具體的詢問個人觀點和意義）

雅妮：它很明顯的每一條都往上長，上面有花，花的顏色都比較鮮豔，泥
　　土的部分蠻有層次，有不一樣的顏色。（個人觀點與意義）

藝術治療師：嗯，所以就是有一些很清晰的線條，往上長的花。（簡摘與
　　確認對方所說的內容）

雅妮：樹葉比較少。（個人觀點與意義）

藝術治療師：嗯，乍看之下好像沒有樹葉，其實是有一點樹葉的。（簡摘
　　並確認內容）

雅妮：對。

藝術治療師：說說看這樣的表現方式象徵了什麼？（引導思考現象學證據）

雅妮：畫的時候我可能一直想著要往上長，所以沒有很在意有沒有葉子。
　　（個人觀點與意義的說明）

藝術治療師：看起來這個往上長的動態讓植物的重心都在上面。（簡摘話
　　語內容與圖畫特徵，引導現象學證據的思考）

雅妮：對，就是要一直往上竄的感覺。

藝術治療師：如果要給這個往上長的感覺一點象徵意義，你會想到什麼？
　　（引導現象學證據的思考）

雅妮：嗯……就是很努力的……很努力的往上……往上成長。（現象學證據）

藝術治療師：努力向上的意思。（重述）

雅妮：對，有一種……目標很清晰，很直接的往上升，沒有太多其他的干擾。（現象學證據）

藝術治療師：多說一點往上升的意義。（引導現象學證據）

雅妮：這幾年我一直很努力，很認真的追求我想要的，可能不想要有太多的干擾，是辛苦的，但也期望能開花結果的。（現象學證據）

現象學取向具體應用之說明

這件作品尺寸和生命樹卡一樣，畫在生命樹卡的透明圖卡上，是一張挑選圖卡之後，以視覺圖像回應圖卡的作品。圖像的內容並不複雜，用綠色垂直的曲線畫了植物的莖，上面有幾朵紅花和黃花，底下是深淺咖啡色形成的地面。

上述對話聚焦在引起個人觀點與意義的說明，以及引導現象學證據的思考。藝術治療師的意向性是期望創作者能客觀的觀察作品上呈現的具體藝術現象，進而能連結到象徵性的現象學證據思考。以上這段對話的主要內容是創作者從往上生長的植物期望生長沒有阻礙，但往上發展也需要努力，投射自己近期為自己付出的努力。

尚未談到的細節為，葉子少和不見根，有可能的象徵意義是什麼？植物的葉子行光合作用時，可以滋養植物，植物的根是吸取養分的重要器官。然而，植物的葉子較少，植物的根也較難清楚看見，這兩件事情對創作者個人觀點與意義為何？這樣的圖畫特徵對往上生長這件事情有什麼影響？又和沒有阻礙的成長這個期待之間有什麼關係？再者，選圖時為盆裡的小植物，畫的回應畫是廣泛空間長著的植物，回應繪畫的差異對創作者的個人象徵意義為何？以上細節可以進一步提出來討論。

作品探究之現象詮釋循環後的現象統整

意向性觀看與對話的方式，確實能帶領創作者主動描述作品上的細節，並對於觀看內容產生象徵性思考。Betensky最後提出現象學統整，具體呈現創作者之主體性，主動為自己的作品進行創作與探究之意義。探究過程在治療師的現象取向方法帶領之下，讓創作者成為自己潛意識世界的探究者。最後的整合方法並非一朝一夕可達成，而在於反覆進行現象詮釋循環的探究過程，逐步形成深刻的自我理解與覺察。

藝術治療進行一段時間之後，累積了一些作品，也經歷過幾次的現象探究過程，藝術治療師會把幾件作品集結起來排列擺放，讓創作者全面思考系列作品的統整意義。此時，藝術治療師與創作者共同探究整體現象，數件作品全部來自於一段時間的藝術治療歷程，全數擺放眼前，在距離觀看的情境下，循環觀看，尋找幾件作品之間的異質性與同質性，以整體意義探究之思維，統整出幾個與創作者自身相關的議題。

現象統整有三個步驟，以下說明三個步驟，並輔以一個案例說明。

一、藝術創作現象之反思

創作者經過幾次現象學取向的作品探究之後，藝術治療師會將作品排列起來進行反思整合的探討。Betensky說明現象反思乃創作者進行現象學取向探究之重要步驟，創作者時常發現自發而無意間產出的作品具有重要意義，進而反思起初的動機雖非刻意，但經過探究思考，理解作品透露出讓自己意想不到的內容。

本段以一名進行數次現象學循環探究歷程的案例雅婷之省思為例，她透過創作進行自我探索一段時間後表示：

「我原本以為我的作品都沒什麼，就是很普通的畫。但認真看之後，真的看進我的作品深處，感覺是跟我這個人放在一起，很真實、也很深

刻。有時候看到作品上面的細節，會想一想為什麼我突然加這個加那個，這些東西的確是最後面才畫的沒錯，卻能連結到自己的內心世界，感覺很神奇。有時候有種既期待又怕受傷害的感覺。自己知道自己想要看清楚，其實是怕看得太清楚讓自己失望。不過每一張畫好像都能回到自己身上，讓我省思是不是有需要改變的地方。每張作品的背後都有好多故事，藉由創作我得以紓解自己，這些媒材讓我有機會投射自己的潛意識世界，逐漸看到自己，然後學習接納自己，這樣的經驗是美好的。」

二、尋找眾多作品間之同質性與異質性

統整歷程探究整體與局部的表徵，是再次省思作品很重要的事情。這部分是透過現象學方法，在創作者一系列作品表徵當中找到相似處與相異處。作品比較的時候，總會有一些重複出現的主題，或鮮明的色彩、造型、空間、比例、構圖等雷同的創作元素。這些重複的內容可能與創作者潛意識世界的重要議題有關，或是這些雷同的符號本身成為能夠提供投射的元素，讓創作者進一步探討自己的行為模式，連結日常所思所想與個人特質之間的關係。

三、作品現象與現實生活之連結

以現象觀看法統整創作現象之作品表徵，最後要能連結到創作者個人的現實生活，覺察到創作現象重複出現的元素，或是連結到具有特殊意義的內容，重要的是探索與個人生活經驗的議題之相關性。連結生活經驗的探索內容時常讓創作者為自己的作品意涵感到驚奇，深刻體驗作品是潛意識的窗口，仔細觀看之探究最終結束於作品中統整出來的議題與生命經驗的連結。Betensky認為，仔細觀看能細膩地讓進行探究的創作者清楚理解自己的心理狀態，此時此刻的覺察便可能帶來行動改變的動機。

多件作品之現象統整案例說明

　　以下舉出創作者雅婷在一段時間之內，以自我探索為目標所畫的四件作品，尋找相同與相異元素時的發現。這些作品在每次創作結束之後，皆進行現象探討的反思，每次也能有一些與現實生活相關的連結。進行同質性與異質性的比較與探索時，必須整合整理，將前面幾件作品與思考的內容重新拿出來討論，歸納出幾個重點後，對創作那段時間的生命經驗一再省思與探究，獲得深刻的理解。

　　以下為創作者雅婷對每作品的說明：

圖2-4_分離的我：我原本要用抽象畫畫自己，突然覺得用抽象風格代表自己很沒意義。我都使用線條而非色塊的原因是怕下筆太重，就像我都不敢下決定性的選擇一般。圖畫上的人沒有脖子，是我畫完好久後才突然發現的，我的頭跟我的身體是分開的，它們似乎是兩個獨立的個體。

圖2-5_小怪的奇幻大冒險：小怪是一個不管去哪裡大家都說他好奇怪的人，但他並不討厭這樣的自己，反而覺得跟別人一樣才奇怪。他受夠了總是要擺出笑臉跟不以為意的態度去面對那些指責他的人，所以他將後腳裝上火箭噴射器，讓自己飛的好高好高。小怪來到一個全白的星球，但他發現真實的他被籠罩在那片烏雲之中，白色星球外的他似乎是他分裂出來的一部分，只是為了去適應白色星球這個新環境。真實的他躲在烏雲裡面哭泣，縱使他的身邊圍繞著這麼多人，卻無人能見他的傷悲。

圖2-6_吶喊：畫面上的人是阿貴，他要去一個很恐怖的地方冒險。那個地方很危險、很黑暗，他在那裡很痛苦。他有個不得不的理由必須穿過那裡，其實他不勇敢也不特別，但他就是想穿過那個地方。他走

到一片劍林，裡面的樹葉都是銳利的劍，地上也都是劍鋒。他鼓起
勇氣走過，腳跟身體都在流血，他痛的大叫，後來終於穿過這片劍
林，來到一片綠油油的青青草地，他躺下來，但沒有放鬆的感覺，
突然他張開血紅大嘴痛苦的尖叫，開始吶喊。

圖2-7_群體裡面的個體：這是一個只有我一個人的快樂地方，但我知道我
要去那裡找朋友。我畫了露營地，是畫想念以前好朋友的美好回
憶，我站在圖畫的最前面，帳棚都是空的，我的背後是過去，我的
朋友們都不在我身邊了。我面對的是未來，畫過去是因為未來的未
知有點可怕，所以我沒有表情，甚至身體是透明的。

　　雅婷自由描述的內容當中，除了畫下來的內容之外，也包括了投射
性的故事，以及個人生命經驗的連結。將四件作品放在一起探討相似元素
時，可以發現一些共同的元素。藝術治療師在專業訓練之下，對於藝術作
品的美學元素應具有敏銳度，因此能帶領創作者雅婷一起討論。在討論過
程，藝術治療師盡量讓雅婷自己發現作品的共通性，這些共通性來自於作
品上的藝術現象，都是具體被畫下來的部分。

現象整合：尋找幾件作品的同質性

　　這幾件作品相似的共同藝術元素當中，比較容易歸納的部分是留白的
人物、人物表情不清晰、人物姿態沒有太多動作。除此之外，從雅婷描述
的內容當中，還有一些可以探討的共通內容，包括人際議題與環境議題。
以下為創作者雅婷對於這些共通性的說明內容：

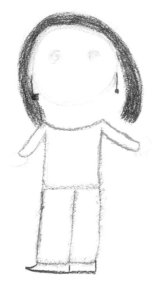

圖2-4 《分離的我》

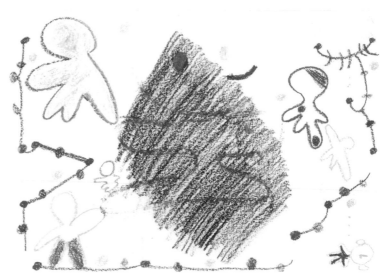

圖2-5 《小怪的奇幻大冒險》

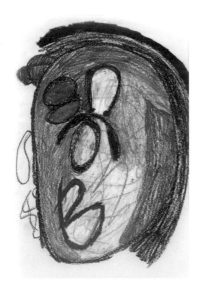

圖2-6 《吶喊》

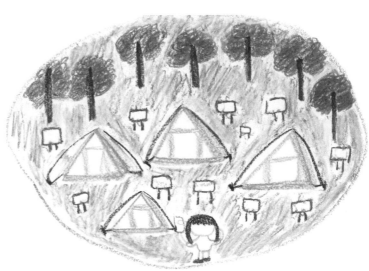

圖2-7 《群體裡面的個體》

一、白色與留白

　　我的作品有很多空白沒有塗顏色的地方，我認為那是白色。白色紙張上的白色是個不明顯的顏色，白色再怎麼頻繁出現也不會是明顯的。例如《分離的我》和《群體裡面的個體》這兩件作品的人物都沒有塗色，都是白色的，《小怪的奇幻大冒險》人物也是白色，沒有塗顏色，只是被黑色整齊的線條蓋過去。又例如《吶喊》則是連身體都沒有畫而整個忽略掉，算是沒有顯現出來的白色。我覺得自己也是這樣，有時候想要成為重要且不可或缺的人，但有時又想讓自己的存在感消失，希望自己不要被任何人注意到。

二、人物表情不清晰

　　這些留白好像跟我不想讓別人覺得我是一個太有情緒的人有關，我自己也希望保有自己的內心安定，所以表現在畫作上就是白色的臉和缺少表情的樣子。例如《群體裡面的個體》和《小怪的奇幻大冒險》都是沒有表情的人，《分離的我》雖然有表情，看起來很像是一個討好而沒有表情的人，《吶喊》則是近乎抽象不容易判定情緒的表情。我討厭情緒化，不喜歡情緒大起大落，我甚至想畫的越沒有感情越好。我想讓看我作品的人，包括以後的自己看到現在作品時，都不會對我的圖畫留下什麼印象。

三、人物身體姿態沒有太多動作

　　肢體動作與人物表情一樣，因為很難畫，所以害怕畫得太醜自己不能接受。這四件作品當中，除了《小怪的奇幻大冒險》上面的簡筆勾邊人物有一點點動作之外，《吶喊》沒有身體，另外兩張的身體都沒有太大的動作。我畫的時候用的是粉蠟筆，一畫下去又不能改，萬一很醜真的沒有辦法改變，心裡也會很挫折。我也想到不畫身體動作可能和我喜歡一個人在家，不喜歡讓別人看到有關，或者有什麼跟自己的抗拒和退縮有關的內容。

四、人際議題

　　我的圖畫內容裡面有一些跟害怕被看見有關係，例如《分離的我》一開始想要畫成抽象畫，最後畫成頭和身體不連接，表情卻有點討好的樣子。又例如我把《小怪的奇幻大冒險》中間的主角用黑色整齊的筆觸塗掉，好像不讓人看到真實的我。其實我喜歡跟人相處和聊天，也喜歡冒險，希望展現給別人的印象是有趣的。但是我一開始跟人交流的時候不會這麼外向，有安全感、熟了之後是比較樂觀多話的人。這可能跟上大學和同學還不很熟的時候，有時回想起和高中同學一起時的美好回憶有關。上大學之後的人際狀況一開始比較表面、比較討好，後來做報告和玩樂的朋友都有了，就沒有太大的問題。

五、環境議題

　　我對環境的生活適應沒有太大的問題，但大學時期的部分必修課程確實帶來一些壓力，《吶喊》這件作品上呈現的焦慮狀態可能跟畫圖這段時間必修課程的壓力有關。我對於這些專業學習是有興趣的，但因為很在意這些專業可能和未來工作有關，導致有時候想太多不大會發生的事情而有點害怕跨出去，搞得自己非常焦慮。這個有一點像《分離的我》那個人不知如何是好的表情，也像《小怪的奇幻冒險》用黑色整齊筆觸塗掉的那個人不想面對事情，或是《群體裡面的個體》最下方那個透明人不想面對背後一群可能看著我的人事物，還好我藉著《吶喊》這個古怪的故事喊出我的壓力。

　　以上幾個要點，在作品排列起來一起看的時候逐漸浮現。受過良好訓練的藝術治療師能夠協助創作者找到這些要點，進而探討藝術現象帶來的意義。探討同質性的同時，有時候差異性或是更多的生活經驗之連結也會逐漸浮現。以下說明雅婷在統整之後，對於幾件作品相異性之省思。

現象統整：尋找幾件作品的相異性

帶領創作者從觀看當中找尋幾件作品的同質性比較簡單，作品上重複出現的同質元素較容易連結到個人生活經驗中，不斷浮現其所思所想以及感受。在作品的藝術元素具體浮現的樣貌之下，許多進行創作探索的創作者可能會頓時感到非常驚奇，例如雅婷在探索過程突然發現自己畫《分離的我》竟然忽略脖子，自己表示這是有意義的，也驚奇於畫的時候並沒有意識到。不少人在很短的時間之內便能聯想這類重複出現的元素之象徵意義，並覺察到很多與個人狀態相關的內容。

作品的差異，若要談起每件作品的不同，相異處處存在，畢竟每件作品都是獨特的。差異性所指的是每一件作品在時間脈絡當中被創作出來時，藝術元素改變的軌跡。差異性能帶來藝術治療過程，思維或行為改變的探討。然而，藝術史當中的藝術家之風格改變，常是經年累月探索的結果。例如畢卡索對於女性肖像畫風格的改變與他個人和女性交往的狀態與感受有關，又例如明末遺民畫家八大山人具有孤獨感且怪模怪樣的小品動物畫，更是歷經了幾近四十年的時間才轉變成山水風景畫。短時間的藝術治療歷程的差異性之探究又何嘗容易？

諮商或心理治療的重點，並不一定是改變。有可能是在治療過程找到一個安全的表達空間，或是在治療過程獲得全然的情感支持，而產生內在賦能的力量。當然，也有可能在深刻探索與覺察之後，主動興起改變的力量。

覺察，是改變的開始。

把持續進行一段時間的作品加以排列來尋找差異性的過程，重點在於部分藝術現象的細微改變，並探究這些改變能否連結到現實生活經驗的覺察。雅婷這個案例在統整的過程中，尋找藝術現象同質性的同時，出現

了一些作品差異性之覺察。在前後作品具體呈現的藝術現象之下，細微風格清晰地浮現，帶來她對自己的進一步認識與省思，同時能思考改變的歷程。雅婷最主要的覺察是對於自己過去討好特質的改變，以及自我接納歷程的改變。以下為雅婷描述探究差異性的內容：

第一件作品《分離的我》有著看不清感覺的討好表情，第二件作品《小怪的奇幻大冒險》中間的主角是有表情的，但也看不清楚，我可能想要把表情交給別人去解讀。這和我不喜歡展現強烈情緒與感受，或是不想讓別人看見我真正的感受有關。強烈表達感受讓我覺得很歇斯底里而不理智，或是我根本就很害怕自己真實的樣子不被接受，所以擺出一張一定會被接納的表情。

《吶喊》的阿貴要通過黑暗危險的地方是辛苦的，但他終究勇敢表現出他的感覺。這件作品是我全部作品裡面最風格迥異的一幅畫，也是我投射最多自己內心的作品。那陣子一直陷入跟別人比較和感受自卑的時期，連帶的作品也跟著受到很大的影響。

最後的《群體裡面的個體》是沒有表情的，我心裡想著要提供觀看這件作品的人投射想法，其實可能是我想讓他人來決定我的感覺，或我想我還是對於表達感受有點小害怕。不過，最後我的討好好像不見了。至少《吶喊》能用投射的方法表達感受，或是《群體裡面的個體》能用象徵的方法展現感覺的想法。

前面尋找畫面同質性時，讓我想到我不喜歡被看見，這可能和我從小覺得自己長相不太好看有關。不管是我的長相或是我的動作姿態，我都不喜歡人家來看我，讓我感覺到自卑。我的一般學習沒有太大的問題，但如果要我上台或是在團體裡面當個領導者站出來講話，我都會感到焦慮。這些焦慮也許跟我對自己外貌的自卑有關，後來衍生出站上臺成為領導者被

大家看見的焦慮。

　　專業學習的過程總是戰戰兢兢，因為這可能和我未來的工作技能有關，讓我很用心的學習。這些專業學習過程，總會需要輪流練習擔任領導者，無論是帶領小組做作業，這些事情考驗了我的自卑感。正如《吶喊》這件作品中的阿貴正在進行一場冒險，走過危險黑暗之處一樣，那些嚴謹的學習是辛苦的，卻也是有收穫的。有一天，當我能在同儕的批評指教中了解自己有自己的優點時，我知道自己正走出這些自卑感。

　　畫這些圖畫的這段時間，正是我經驗辛苦的專業學習過程的時期，幾乎可以說是奮力通過劍林的感覺。最後到達綠油油的草地上，我還無法放鬆，還和過去害怕感受的自卑我抗戰著，但我學會了吶喊。最後整理作品時，讓我想到自卑的來源，比較的矛盾，基於喜愛專業而努力的突破，看到逐漸接納與改變的自己。

層次分明的現象探究幫助理解作品並增進覺察

　　Betensky的現象探究的過程層次分明，從簡單的作品現象仔細觀看，帶向作品整體與細節的理解。反覆進行一次又一次的創作，每次的創作和觀看的現象探索，會帶來較為深層的覺察。一段時間之後的數件作品之同質性與異質性之觀看、比較、思考，能逐步帶領工作對象面對創作現象的本質，也就是作品意義的根源。最後，與現實生命經驗的連結，能導向深刻的覺察與理解。

注釋：

1　Betensky, M. G. (1995). *What do you see? Phenomenology of therapeutic art expression.* Jessica Kingsley Publishers. 本書所談的現象學藝術治療之觀點主要參考Betensky的著作。中文內容的部分，參考Judith Rubin著作《藝術治療取向大全：理論與技術》(*Approaches to Art Therapy: Theory and Technique*)第一章內容即由Betensky說明觀看的方法。本書中文版由陸雅青帶領相關學者翻譯，2019年由心理出版社出版。

2　See比較像是被動式的觀看，像是作品就出現在眼前，眼睛一定會看到的整體感，重點也自然浮現。Look的意義是主動的觀看，是有目的性的觀看，要慢慢的、仔細的看，把每個地方都看仔細。Betensky認為藝術治療的觀看，是治療師具有目的性的帶領工作對象仔細觀看（look）作品。

3　侯禎塘（2012），人文取向藝術治療。內容說明個人中心取向、現象學取向、完形取向藝術治療之精要。http://spc.ntcu.edu.tw/PublishingFiles/%E4%BA%BA%E6%96%87%E5%8F%96%E5%90%91%E8%97%9D%E8%A1%93%E6%B2%BB%E7%99%82-%E4%BE%AF%E7%A6%8E%E5%A1%98.pdf

4　這個翻譯的詞來自於陸雅青等翻譯的《藝術治療取向大全：理論與技術》第31頁。特定結構性元素指的是作品當中的色彩、造型、線條、構圖、比例、風格等各項元素細節。

5　《藝術治療取向大全：理論與技術》第一章。

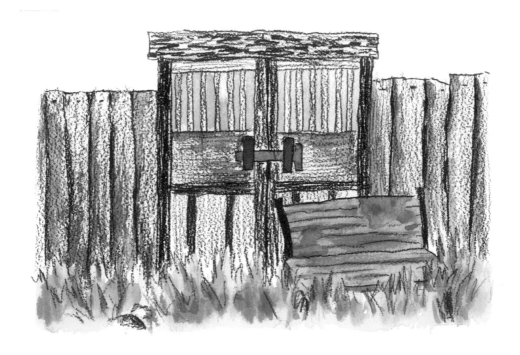

現象統整與現象詮釋循環

　　現象學對於本質的探究是基於具體出現的藝術現象，視覺所見成為重要的依據，創作者發自內心的探索讓本質越來越清晰。Betensky的現象探究以圖示的方法呈現時，下圖或可更清楚的看見探索的脈絡。

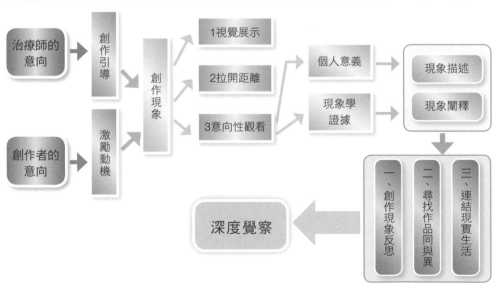

圖2-8 Betensky現象學探究步驟圖示（作者整理）

現象學探究本質的理論概念之基礎

　　Betensky發展現象學取向的藝術現象探究方法，乃由藝術治療師帶領創作者以視覺直觀的方法，對作品進行緩慢仔細的觀察與思考。這個過程需由藝術治療師創造安全的情境，從創作到探索，皆應讓創作者在心理安全的情境之下表達。如此才比較有可能讓創作者經驗到不看技巧的圖像表達，並體驗內在意義之探索皆為被接納的歷程。

　　許多學習者應用此方法時會發現，「你看到什麼？」這個問題非常簡單卻很能帶動探索。然而有時候會很快地讓對談在同一個議題當中打轉而無法深入，需要進一步學習如何以開放問句獲得更聚焦的內容。以下，進一步引用現象學探究本質的現象詮釋之理論概念，說明三種理解事務本質的方法，並以案例清楚說明。

一、部分與整體

　　整體由許多局部所組成，局部與局部相連而非各自獨立。一件事情從整體看的時候，總會遺漏小部分，因此要來回探究各部分細節，再回到整體的理解，重複循環這個過程，就能越來越深刻的理解事務本質。通常看到作品的時候，視覺會帶領觀者看到整體，細看卻有許多局部的特質，例如藝術作品的造型、色彩、構圖、比例、空間等各項細節元素。在藝術治療的過程，除了作品呈現的表徵之外，創作者的創作行為以及自發創作過程的思考與選擇媒材的過程，也是整體的一部分。

二、同一與多重

　　一件事情有多重意義，可以視為是不同觀點之下的同一件事情，有如從不同面向理解整體事務。當我們觀看藝術作品時，一件作品的表徵之下可能有不同的意義，這些意義可能具有創作者不經意投射出來的內在意義，可能是創作者的意識導向將潛意識世界表現出來的主體意義，也可能是創

作者在事後探究與敘說自己的作品時，重新框架建構出來的多元意義。

三、顯現與不顯現

這個條件指的是意向的滿實與空虛的狀態，強調追求事務本質過程的思考狀態，思考過程能幫助真實的理解。藝術治療過程所創作出來的作品，在視為工具取向的藝術心理分析過程，通常會深入探究作品的意義。探究過程中，顯現的意義即作品表徵所呈現的樣貌，那些不顯現的內容透過藝術治療師帶領，創作者能思考創作動機、創作內容與象徵意義，繼而探索與個人狀態的連結等。循環探究能讓作品之意義本質越來越清晰。

現象學提供這三項具體探究本質的方法，三項結構重點相互交織，不能偏廢任何一組。藝術治療師帶領創作者探索自己的作品時，能有效率的讓創作者從整體與局部、同一與多重、顯現與不顯現的重點當中觀看與討論，循環發生的過程中層層仔細探究，讓作品之本質意義越來越清楚。探究作品循環往來的過程，藝術治療師必須保持中立且不分析的態度，交給創作者自由往來於幾個本質探究的過程。當作品的意義越來越清楚時，創作者自己都能發現作品所顯現的潛意識世界與象徵意義多過於意識的主體想像，這個過程成為藝術治療之潛意識探索最迷人的其中一部分。

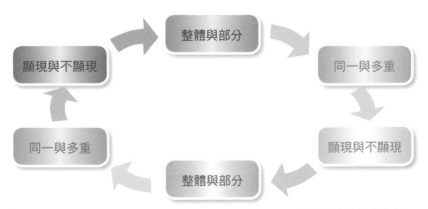

觀看作品應用現象循環過程時，在這些步驟當中循環，對於作品本質的理解會越來越清楚。

治療師為觀者的客觀探求

這裡舉一個例子，同樣是以樹為主題的自我探索作品。圖2-9由雅芬所畫，是一棵蔓藤式灌木為主題的作品，以12色粉蠟筆畫在A4圖畫紙上。如以上述具體步驟看這件作品時，在整體與局部這部分的內容，能因畫面各個局部元素的細看而使觀看盡量客觀，整體觀點也不至於偏離畫面內容。

首先看整體與局部。

人類個體的視覺傾向於看物體的整體樣貌，看整體可以說是我們看一件視覺藝術作品時的直覺。當我們看到這件作品時，很快的看到畫面正中央長在黑色色塊上的一叢灌木，黑色在藍色的水上，水裡有三朵花。

觀看整體時，視覺傾向於以完形視覺概念理解作品，並且連結過去經驗中的意義，以所見之物最單純完整的樣貌來解讀作品。然而，這樣的理解過於簡單，也無法完全接近作品的本質。接下來以局部樣貌理解細節，再回到整理的理解時，才可能進一步認識作品。

作品的局部指的並非將作品切割成幾個部分，像拼圖那樣每個區塊細看，而是視覺藝術作品中的色彩、造型、構圖、筆觸、比例、主題、背景、風格、所選媒材、創作行為、作品尺寸等局部元素。這些局部細項各自構成作品表徵的一部分。每件視覺藝術作品因其風格之差異，可能各自擁有不一樣的作品元素之組合，例如抽象表現主義的作品以色彩、線條、構圖等為重點，印象主義的作品以色彩與光線為重點，野獸派作品則以造型與色彩為重點。每一件作品都擁有各自幾項重要的局部元素，這些元素的組合構成整體風格表徵。

以圖2-9這件雅芬的作品來說，媒材用的是12色粉蠟筆和A4圖畫紙，作品表徵主要呈現的是以色彩、線條、筆觸、比例等幾項重點元素為主。

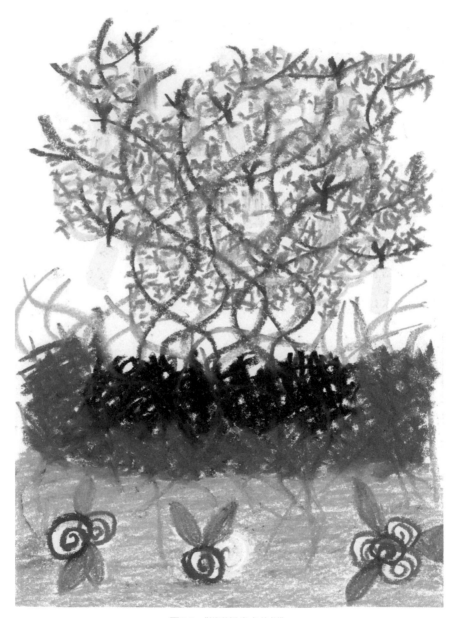

圖2-9 《掛滿訊息卡的樹》

畫面上的色彩鮮豔，顏色與色塊區隔分明，沒有混色。線條的部分，多流暢交錯且長短控制良好的線條，上半部的線條交錯但分明，下半部則線條交疊成為色塊，筆觸密但約略可見下筆的線條走向。畫面整體的下筆力度穩定而平均，甚至是比較重而且控制性較高的筆觸。畫面比例的部分，幾乎可分為面積各半的上下部分，中央是具體清晰的灌木叢主題，下方是土和水，更下方有橫向排列的三朵花。

各項元素並非單獨存在，需要循環回到較為整體的理解。

畫面上控筆穩定的線條讓畫下來的色彩飽和而鮮豔，上半部交錯的咖啡色線條形成灌木叢的樹枝造型之主體，樹枝上的綠色短線條細而密的畫在樹枝兩側形成樹冠造型的主體。灌木叢裡有九個平均分布的黃色長方形和造型上方Y字形的紅色造型似乎是果實。灌木叢的咖啡色樹枝從畫面中央黑色線條交錯成橫向塊狀的造型中往上延伸，黑色塊狀以下是寶藍色和淺藍色的色塊，另有淺咖啡色的S型線條交錯於黑色與下方寶藍色面積當中往上往下延伸。寶藍色色塊的線條筆觸是交錯畫下來的，下方的淺藍色筆觸較接近橫向細密接合的筆觸，越下方的筆觸越輕而呈現的塊面感較多。下方三朵花由橘色、紅色、黃色的螺旋狀線條形成圓形花朵的造型，各有兩三片綠色的葉子。花朵的螺旋狀內部沒有上色，凸顯紙張的白色。

在每一種元素的整合觀看之下，會再回到細部思考與觀察。

以雅芬這件作品而言，各細項元素整合觀察之後，出現空間遠近、立體感以及創作技巧的理解。首先看到底下的三朵花。這三朵花的內部是空白的，顯示創作者先畫了花朵，再描繪底下的橫向筆觸之淺藍色。畫面中央往上下延伸的淺咖啡色線條應是在寶藍色畫了之後才畫下，壓過寶藍色的面積，但壓不過黑色的部分，讓黑色依然凸顯，看起來卻似乎在寶藍色的水面上有一些淺咖啡色且具有動態的淺咖啡色枝條。樹上的黃色長方形看起來是最先畫的，深咖啡色的樹枝壓過黃色造型，但紅色的Y字果子蒂

頭似乎是後來加上。

循環層次的觀察與思考，能逐漸理解雅芬在創作過程的心思。

控筆穩定的綠色灌木叢之葉子筆觸細密而長短平均，雅芬似乎很有耐心地仔細營造這棵造型獨特的樹。方形的黃色果子和紅色Y字形的果子蒂頭，凸顯了和一般理解的圓形果子不同之特殊性，顯見雅芬仔細思考了如何呈現一棵具有特殊個性的灌木叢。畫面上最具有動態感的是S型的深咖啡色和淺咖啡色的枝條，讓短促交錯的主要造型有了較活潑的動態感，也似乎讓觀眾能「看」到畫面上的風和水的流動。底部的淺藍色橫向線條形成的面積與花朵造型交會處，並沒有太多混色的狀況，足見這位創作者的細心。

部分與整體的觀察，時常是以畫面表徵做為觀察的對象。前述的意向性在觀看的過程當中，清楚指向對創作者更為了解的這個目標。胡塞爾認為，意向性的認知特徵包括經驗自我的實在存有、心理經驗的內在覺識、心理活動或意象經驗這三個重點。這三件事情皆說明了現象理解具有個人經驗連結的可能，因此，現象本質的理解不可能單憑作品表徵就獲得，必須讓創作者透過語言的說明和表達，讓藝術治療師和工作對象之間，建立意向的連結，進而能協助創作者探求個人作品的本質，達到深度自我理解與覺察的目標。

創作者為觀者的客觀探求

以下為圖2-9作者雅芬示範時對作品的說明：

細而彎曲的深色樹枝恣意生長，它們交疊、纏繞，卻又不斷向外擴大生長。接近樹根的地方較為密集堅固，樹上的葉子茂密而數量龐大，其中掛著些許的紅色緞帶。每一條都綁著一張卡片。每一張上面都寫著一些願

望、一些信念，也許是我寫的，也許是別人寫的。

這個花園只有我自己可以進去，但偶爾會有不速之客，透過強風或是某些方式把他們寫的卡片想辦法掛到樹上。有些可能我自己也沒發現，有些可能發現了卻取不下來，需要花點時間。我偶爾會靜靜地來到這裡，大多是夜晚的時候，看看大樹，看看上面的卡片，把一些自己繫上的再綁緊些，或者思考是不是該改變或取下某些卡片。以前喜歡窩在樹下，現在更喜歡爬上樹，看看風景或藏在樹葉間。

我覺得有股神秘力量在維持樹的生命力，包圍著它，看著樹下，好多腐爛的植物，落葉，樹枝，甚至是落下的卡片和緞帶。周邊的水好混濁，也好氾濫。是不是因為我以前太常在樹下哭了，現在樹下好噁心。雖然那些東西使樹茁壯，可是我不喜歡待在那裡，我喜歡在樹上，可以望得更遠。

大樹下的水雖濁，向外散開卻變得越來越清澈，土地上開出了鮮豔美麗的花朵，沒有草地，就只有花朵（植物），而植物和樹之間長了些帶刺的荊棘。不多，但足以看出隔閡。從外面看，清澈的水和鮮豔的花朵比茂盛的大樹清楚、鮮明。大多時候我並不會經過那些花，而是直接從另一個方向走向大樹，我似乎常常忽略它們，甚至會忘記它們的存在，明明它們是如此美麗動人。我曾經想過要在花園外建圍欄，卻又屢屢放棄。想著，算了吧，沒關係，偶爾來一次，不想被打擾的話就藏得深一點就好。

治療師的開放問題引導創作者進行多重的象徵性思考

當藝術治療師看見創作者在眼前產出作品時，透過現象觀察的客觀方法理解作品，但並不能確認自己所見即為創作者的原初意義。因此，必須透過藝術與創作者對談，與之互動溝通才能獲得確實的訊息，同時在會談過程付出許多同理與情感支持，才能幫助創作者更願意開放探索並覺察自己。

同一與多重意即一件事物之下的多重意義。這件作品在雅芬的說明之下有幾個重點，分別是上方交纏的樹枝、茂密的樹葉和樹上的卡片，汙濁的樹下和眼淚，前方的水和美麗花朵。由雅芬說明的內容當中，確認了表徵的造型意義，例如樹枝向外延伸、水的意象、混濁的黑色等。這些被畫下來的物件可能還有其他多重意義，需要與雅芬對談才會得知。

交纏的樹枝以S型的線條造型被畫下來，樹枝往上延伸，樹葉是茂密的，樹上以紅色緞帶掛著鮮豔黃色卡片。樹枝上的黃色長方形不是果實，是自己、他人、風或不速之客寫的願望卡片和信念卡片，可綁緊也可拿下。畫面上鮮黃色的卡片顯然具有許多意義。有關卡片的部分，接下來可能以下列問題與雅芬對話：

* 這個茂密的灌木象徵了什麼？
* 樹枝交纏和往上延伸的意義是什麼？
* 願望的卡片上面寫了什麼？
* 信念的卡片上面寫了什麼？
* 不速之客、強風吹來而想要掛到樹上的卡片，上面是什麼樣的內容？
* 不速之客和強風各象徵哪些人？
* 這些人為何要來掛卡片？他們想要掛的卡片內容是什麼？
* 無論是誰寫的卡片，願望卡和信念卡的意義是什麼？
* 哪些卡片想要綁緊一些？哪些卡片想改變內容？哪些卡片想要拿下來？
* 卡片上的信念是哪裡來的？
* 什麼樣的卡片不容易被發現？
* 創作者對於這些意義的說明，有什麼樣的想法？

當雅芬談到樹上、樹葉間、樹下、樹周圍的空間感受，視角是可以探索的內容。樹下腐爛的落葉和枯枝、落下的卡片和緞帶，似乎造成了底下既混濁又氾濫的水。這樣的水和過去的哭泣聯想在一起，帶來噁心且想要離開樹下的感覺。然而，另一個角度的觀點說明了這些東西使樹茁壯。因此，這裡衍生出來可以探究的問題如下：

* 你對於神秘力量使樹生長有什麼想法？
* 你認為，窩在樹下的視角能看到什麼？對於這個視角有什麼想法？什麼感受？
* 你認為，爬上樹能看到什麼樣的風景？對於這個視角有什麼想法？什麼感受？
* 你認為，藏在樹葉間能看到什麼？對於這個視角有什麼想法？什麼感受？
* 「窩在樹下」和「過去時常哭」這件事情之間的關係？
* 既混濁又氾濫的水象徵了什麼？
* 請說說「不喜歡待在樹下」這個想法。不喜歡讓人待著的樹下象徵了什麼？

探索同一與多重的意義時，創作者的說明、藝術治療師的開放問句、對談的言語、新衍生出來的多重意義等局部事件，成為現象循環探索過程凝聚成整體理解之不可或缺的部分。然而，作品表徵之部分與整體的觀察，有時候與創作者說出來的內容有不一致之處。以本作品而言，雅芬所謂的「混濁」，在畫面上只有黑色的區塊稍能與混濁這個詞連在一起。她或有可能指的是寶藍色、黑色所形成的色塊之間，或指的是那些淺咖啡色的線條，但雅芬對於這些淺咖啡色並沒有多說明。樹枝之間還有一個沒有

說明之處，是隱約可見迴旋扭曲的皮膚色線條交纏在樹枝當中。

雅芬既然畫了這些，一定有意義。完全沒有說明或沒有說清楚，最單純的理由有可能是最後作品的呈現上，視覺對這些相對而言比較弱的部分在整體的完形概念之下，整個被忽略了。但也有可能是這些沒有說到的部分在潛意識當中刻意被忽略了。

針對這兩個理由，前一個理由很簡單，通常治療師說出「還有什麼沒有看見」的這類提醒問題之後，創作者就會說出來。但這個問題在討論時要小心謹慎的帶領，如果不小心激起太高的防衛，便可能引起防衛而讓創作者不想談。相對的，如果能營造良好的表達安全感，也有可能讓創作者在問題探索之間，獲得頓時的覺察。

以下說明不合適的問題語句，以及合適的句子供參考。

多重意義探索之不合宜與合宜的問題

現象探索期望創作者自己能提出個人相關的想法與感受，因此不合宜的這類問題多半是由提出問題者的主觀想法出發，較沒有顧慮到創作者的原初創作思維。這些問題仔細想來很容易理解，卻是初學者容易掉進去的陷阱。

* 樹叢當中的皮膚色代表什麼？（這類問題時常出現在初學者不知道要問什麼時，來不及仔細思考就脫口而出。這類問題不在觀看作品或對談的脈絡當中，問單一色彩和單一造型的問題，或是什麼象徵什麼這類意義不大的問題，極有可能獲得「不知道」或是「沒想過」、「沒特別意思」等很難談下去的答案。）

* 這些淺咖啡色的線條代表什麼？（不合宜的意義如上述。）

* 這裡一點都不混濁，你怎麼想？（不適合以自己的觀點強加創作

者的創作想法上。）

* 你說混濁但提供這棵樹生長的能量，請把這些枯葉想成具有正能
  量的物件。（不合時宜的評論，應更開放的讓創作者自己陳述，
  記得千萬別指稱對方作品的具體意義，多數時候是提問者的過度
  解釋。）

合宜的問句通常能夠以創作者為中心，以開放而不暗示答案的問題請
創作者自己表達，能夠引導創作者對作品有更多元的思考。有時候，問題
若是問得好，有些創作者能直接帶向覺察的內容。

* 我看見你在中間這塊畫了好多淺咖啡色的線條，請說說你的想
  法。
* 我看見灌木叢當中好像還有一個不很清楚的顏色造型，請仔細看
  一下，說說你的想法。
* 請仔細看一下你認為混濁的這個色彩區塊，說說你的想法。

雅芬的自我陳述有三個重點，分別是作品下方越來越清澈的水、開著
美麗花朵的土地，和這片藍色土地和植物之間長了有刺的荊棘。雅芬說明
的時候，沒有清楚說明這幾個重要的地方，更沒有說明荊棘指的是不是淺
咖啡色的蔓藤狀造型。前景的花朵是清晰美麗的，雅芬卻時常遺忘，或忽
略它們的存在，甚至曾想要建圍欄關住這個花園。藝術治療師可以提出以
下問題，幫助雅芬思考這幾個重點。

* 美麗的花朵象徵什麼？
* 什麼原因讓你遺忘或忽略花朵？
* 樹生長的土地是污濁的，花朵生長的土地是清澈的，對於這點有

什麼想法？

* 想要在花園外建圍欄的原因是什麼？

* 建了圍欄之後，你會更想要進入這個花園嗎？理由呢？

* 建了圍欄之後，你會更不想要進入這個花園嗎？理由呢？

* 建圍欄是為了擋自己還是擋別人？擋什麼樣的人？

* 你對這些荊棘有什麼想法（治療師可同時指著荊棘這個區塊）？它們象徵什麼？

* 請自由聯想紅色的花朵和紅色的緞帶之間有著什麼樣的關聯？

治療師帶領尋找作品中顯現與不顯現的意義

在同一與多重的意義探究上，時常觸及顯現與不顯現的狀態。顯現的意義來自於創作者的意識之理解，幾乎是作品完成時，自己介紹就會出現的明顯意義之內容。以下由創作者雅芬描述卡片這段內容，討論顯現與不顯現的意義。

藝術治療師在雅芬的描述中歸納出顯現意義的重點：

* 有著交纏樹枝的樹由神秘的力量給予能量，但這個力量似乎是污濁而令人感到不適的。

* 樹上有自己掛上去的卡片，裡面包括願望和信念。然而，部分的願望和信念來自於他者。無論是自己的或他人的，都有可能想要綁更緊，也可能想要移除而移不了，可以自己移除，或者是什麼時候掉下來，自己都不知道的。

* 樹下的汙濁和眼淚有關，裡面具有隱晦不想讓人看見的情緒，樹葉當中的視野又是另一種意境，近期喜歡上樹頂觀看遙遠的風景，能帶來另一種開闊感受。

＊ 花朵美麗卻不敢靠近，樹下污濁卻可逗留，但更想要爬高看遠。

雅芬於對談之後，自述歸納畫面上整合之不顯現的意義：

樹下污濁的部分以前沒有那麼糟，所以以前我喜歡窩在樹下，既隱密又有安全感，有被保護的感覺。但是樹下的環境越來越糟糕，所以我變得喜歡到樹上往遠方看。我到了樹上發現可以看得很遠，這個發現同時讓我想到，以前的我總是埋在自己的情緒裡面，到了樹上往遠處看之後，好像體會到情緒比較不會因此糾結，未來的寬廣可以讓自己弱化現在的侷限。我想，寬廣未來的某個時間點上，可能不會在意現在的困難。樹上遠望的自己比較不會受限，是有希望感的。

這整件作品是有空間感的，畫面上雖然看不出來，但我知道這棵樹在正中央最裡面的部分代表自己的內心世界。下方很多淺咖啡色的線條代表荊棘，是我設下不想讓人太靠近的東西。荊棘裡面就是樹下的混濁，好像我不想讓人看到我的弱點，得要把別人隔遠一點。我從畫面看不見的樹後方來到樹的旁邊，我雖然可以從前面的花朵中間走過來，但我總是忽略走這條路。

三朵美麗的花是我的優點，我常常忽略他們，因為荊棘在樹和花中間，窩在樹下的時候我看不到花，看到花的人也不知道那是我的優點。美麗的花朵可能是別人看到我好的部分，我也總是想辦法用好的一面面對他人，但人們不會把花朵和我連在一起。這棵樹非常茂密，看起來很強壯，從外面也看不到裡面。裡面有著神秘的力量，是我最裡面的復原力，也是讓樹強壯的神秘力量。下方污濁的東西可能不好，但終究也提供了成長的養分。

卡片上面的願望和信念是看不到的部分，我知道多數內容是我自己

的價值觀和期許。其他想來這裡掛卡片的人包括我的家人、同儕、老師等人，他們當中，尤其是家人，影響了我的價值觀。有時候我也搞不清楚是我自己寫的，還是他們掛上來的卡片。

價值觀這件事情，我越來越清楚自己想要的。我知道那和我家人對我的期望有一些差異，例如他們總認為穩定的工作很重要，但我知道自己喜歡有創意且自由的工作模式。這些期望讓我在追求自己想要的之前有些矛盾，但我正在尋找一個讓自己更好的模式。

現象循環之本質探索有助於深度理解作品

觀看的過程中，在一開始，視覺能整體看見完整呈現在視野之內的作品，帶動作品整體特質的觀察。視覺整體感是一件非常自然的事情，正如同我們的日常生活張開眼睛看世界時，最鮮豔、最奇特、最吸引人等主體，總是在眼前視覺所見之整體中浮現，因此視覺整體感本身會導向影響視覺整體感最重要的局部元素之觀察。

緊接著，從這個重要的局部視覺元素開始進行局部理解，無論是主題、造型、色彩、線條、構圖、比例、動態、背景等局部元素，皆可以在撤除觀者主觀因素之下進一步的理解作品。這個歷程是由意識帶領著進行作品的個別局部元素之理解。然而，觀看每個局部元素的過程一定會發現，藝術作品的單一局部元素皆無法單一拆解，局部之間隨時互相連結，很自然地再帶向整體的觀察，終至統整出整體視覺風格，進而能探究作品表徵背後之意義。

根據上述現象學理解本質之循環歷程，是客觀且尊重創作者主體意識的方法，因此現象學被歸類為人本取向的方法。在不了解這個歷程之前，人們或許認為作品傳遞出神秘訊息，必須透過藝術治療師彷彿算命一般的「解讀」才能獲取意義。實則不然，解讀作品應交由創作者在具有方法與

脈絡的對談之探究過程，一步一步的走向本質之理解，也才能由得自於內在感受而發自內心的自發創作，接續由客觀的主體意識層次分明的探究作品之本質意義，最終能達到自我覺察之目標。

現象循環案例探究之二

前面雅芬的案例是《生命樹》圖卡回應畫的形式，這裡再舉一個由圖卡延伸創作之現象學探究的例子，示範作者是雅珮。這個案例的創作引導來自於《貝殼卡》，創作之前先有一個具體的想像，由所選的《貝殼卡》進行貝殼帶著訊息的想像。接著進行創作想像，最後想像創作出來的作品會跟自己留下什麼訊息。現象循環的作品意義探究，可能在不同的創作引導形式中發生。

引導方法

1. 想像這個貝殼會跟你說什麼話？
2. 畫下貝殼進化的樣子
3. 意義探究，可以由自編故事或是自由解釋的角度探究。
4. 探究後思考圖畫上的貝殼最後跟你說什麼話？

> 應用圖卡：貝殼卡
> 應用方法：貝殼卡自由想像
> 媒材：自由應用
> 尺寸：A4圖畫紙
> 探究主題：自我賦能

請雅珮在《貝殼卡》當中挑一張有感覺的貝殼造型，仔細感受這件作品。首先請雅珮寫下她認為圖卡上的貝殼會對她說什麼話，寫完之後，請雅珮思考，這個貝殼如果進化了，會長成什麼樣子。畫完之後，按照現象循環探究本質的方法探究作品意義。

雅珮挑了圖2-10的一號《貝殼卡》，她認為挑出來的貝殼卡會說：

「那個閃閃的東西是什麼，我去看一下，等等回來跟你說喔！」

藝術治療師在會談前對圖的整體與局部之理解

　　藝術治療師不分析作品，但需在會談之前仔細觀看作品，由作品的表徵理解整體與局部的樣貌，更能在聽創作者描述時，獲取作品透露的重要訊息。

整體：

　　畫面正中央有一個長出觸角的扇貝，整體色彩風格是不很鮮豔的中明度色彩。背景的下方是黃橘色看似地面的色塊、上方左右有兩個黑色團狀物，看似從紙張外面游進這個空間。扇貝的左邊也有一小團黑色團狀物，扇貝觸角的動態看似面對這個小的黑色團狀物。

局部：

　色彩｜色彩屬不算鮮豔也不很暗沉的中明度色調。中央的扇貝是綠色的貝殼，外表是六條紫色的觸角，扇貝後放伸出的觸角綠中帶藍，

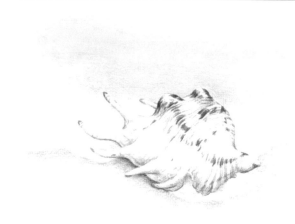

圖2-10 《貝殼卡》＃1

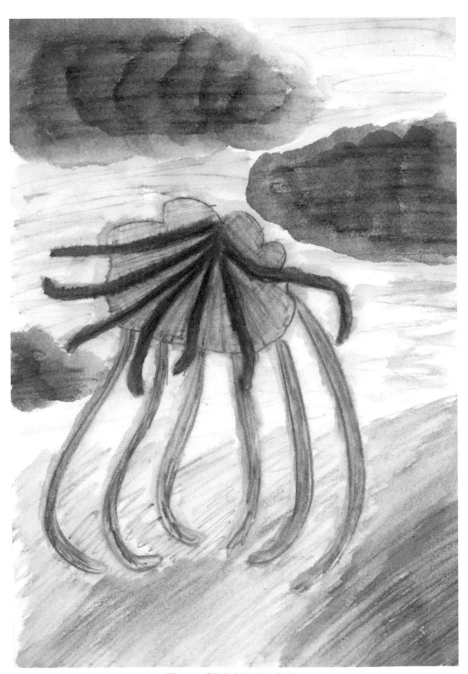

圖2-11 《移動中的長腳扇貝》

都是使用混色表現。背景主要是灰色，下方大約三分之一的面積是較為鮮豔的漸層紅橘色系，由右下角的橘紅色逐漸發展到左方的橘黃色。上半部有兩團比較大的黑色色塊，邊緣為暈染開來的深藍色。貝殼左方還有一小團黑色色塊。

筆觸｜筆觸隱約可見，多半是較為整齊的筆觸方向，但每一個區域的筆觸略有不同。背景筆觸多半由左往右發展，下方鮮豔的色塊是右上左下的右手主控之順勢，扇貝則由扇貝的造型和觸角延伸出來。色鉛筆描繪完成之後，因為水的暈染而讓部分筆觸轉變為水彩的風格。

空間｜乍看之下，主題貝殼似乎處於一個廣大的空間，畫面並未使用透視法，因此看似非三度空間的漂浮樣貌。畫面上方的黑色團塊讓人聯想到天空雲朵，下方的地上鮮豔色塊讓人聯想到土地。

造型｜畫面上有三個造型主體，最清晰的主題是貝殼。貝殼造型由圓弧的曲線構成，上面有七條紫色短觸角和六條黃藍相間的長觸角。上方兩團黑色和貝殼左方的黑色團塊沒有具體的輪廓線，由水暈染開來形成較為水平發展的不規則狀。下方則是橘黃色接近長方型的較大面積色塊。

再次看整體：

　　在幾個局部元素的觀察之後，逐漸理解局部整合的動態感之整體風格。動態感來自於水性色鉛筆筆觸的運筆方向性，以及後續加上水的暈染，讓視覺感連結到手的動勢運作，因此產生視覺上的動態感受。例如上方黑色團塊的水平筆觸以及水分暈染的技巧，在視覺上形成一左一右各由兩方進入畫面的動態感。貝殼觸角的曲線在水的暈染之後看不清楚輪廓線，模糊的線條在視覺上帶來飄移的動勢，加上貝殼略為右上左下的方向，似乎在貝殼主體和左方黑色小團塊之間有了微妙的動態張力。再者，

下方較鮮豔的橘黃色筆觸有種要把貝殼往左下拉的視覺感，但貝殼似乎又有種奮力往上移動的動態張力。

以上是由藝術治療師以觀者的角度，用現象學之整體與局部的方法客觀理解作品表徵之內容。

藝術治療師開始帶領創作者進行意義探索

開始會談時，由藝術治療師邀請雅珮談談作品。以下為雅珮對自己作品自我陳述的內容：

貝殼身上有綠色、膚色、黃色的線條，綠色的線條和膚色呈垂直，黃色則隨意遍佈，外觀呈現雲朵狀。貝殼底下的腳和貝殼身上的顏色相似，但多了粉色和藍色，線條直向自由擺動，腳的底端是圓頭的，左右各三隻約略往內彎曲。貝殼的頭髮多使用紫色，加入一點點的藍色和粉色、紅色，頭髮頂端跟腳一樣由圓頭且彎曲的線條組成，沒有固定方向，由貝殼頂端中央發散出來。地面用土黃色、橘色、紅色的斜線呈現漸層的狀態，表現一種流動性。天空的背景由深淺不一的黑灰色組成，沒有定向的筆觸線。雲朵用黑色推疊成漸層的效果，外圈由深藍色包覆，中央左邊的小雲朵只用黑色描繪，沒有藍色。整件作品都用水性色鉛筆畫完之後，再用水暈染開來。

雅珮接著選擇用說故事的方法自由想像這個作品的內容，從故事當中探索作品進一步的意義。她說了一個移動貝殼的故事。

貝殼因為觸碰到海水，染上海中各式各樣東西的顏色，包括了珊瑚的紅、魚的藍、海草的綠、及汙染的「髒」色等等。貝殼因為受不了太多東西跑到自己身上，也無法控制大海帶給他的感染和不適應，因此產生了

突變。為了要遠離那些顏色持續的「感染」，他一直走一直走，來到了一個很陌生的地方。當他發現自己身處這個陌生地時，他已經在一個風一直吹，而且竟然是沒有海水的沙漠。突變的腳因為走了太多路而脫水顫抖著，走不穩的腳也因為必須離開而努力向前移動。一朵朵的雲帶著雨水出現了，雖然最靠近的左邊一朵小雲下不了雨水，至少看到頭頂那兩朵黑雲的出現，令貝殼感到安心不少。

這個故事當中似乎藏著許多意義，進而用同一與多重的方法進行意義探究。雅珮自由想像的說完這個故事之後，聯想到一些環境相關議題之較深刻的意義，以及對自我當下狀態的覺察。

我發現那些貝殼身上的顏色代表了我對環境感受到的不安全感，以及我自己對環境的不適應性。最近我強烈感覺到來自於同儕和環境的攻擊感，雖然我不認為是有人蓄意，或有任何對錯的想法，可能只是同儕間的彼此行事風格不一樣，所以故事當中下意識的使用了「感染」而非「攻擊」。貝殼背著殼不方便移動，好像身上的某種意識形態包袱，想要逃離現場，也想要努力找到原來的舒適圈，卻發現這些情境在無意識中已經慢慢改變了我，正如貝殼身上逐漸染上周圍環境的色彩一樣。

想辦法移動卻腳步不穩的六隻腳，象徵了精疲力盡的自己。我想要回到原本的安定狀態，奮力而無法回復良好狀態，只能讓很疲憊的自己繼續堅持下去，如果放棄的話，就只能隨波逐流。底下那些看起來流動感很高的沙漠，似乎代表了我感受到的時間流轉與環境變動，這一切都不會因為我的不適應而停下來。我只能繼續往前走，為自己努力。

上方那幾朵飄來要給予及時雨的黑雲，我想，是代表我的朋友們。他們的到來讓我可以繼續堅持我自己前進的道路。這些黑雲讓不知不覺走到

沙漠的貝殼，或許有些幫助。但廣大的沙漠能不能因為及時雨，讓貝殼感受到過去大海生活的安適感，我也不知道。縱使黑雲帶來的雨沒有實質的幫助，卻能因為他們的出現，給我心靈上的支持，讓我感到安心，因而得到繼續努力的動力。

雅珮自陳的內容當中，夾雜了同一與多重，顯現與不顯現的意義，這部分進一步說明如下。

同一與多重的意義

雅珮對於多重意義的探究，聚焦在貝殼這個主題意義之深入探討，尤其在她說了貝殼故事之後，很快聯想到貝殼的自我投射之內涵，包含自己的心理狀態、被環境影響而不自知的自己、感受環境不安全的自己、感受環境適應不良的自己、努力找到舒適圈的自己、努力卻精疲力盡的自己、發現環境變動的自己、發現來到貧瘠沙漠的自己、發現烏雲與及時雨拯救之下的自己、發現持續往前走的自己、堅持走在所選道路上的自己、因同儕賦能而擁有努力動力的自己。

以上多重意義探究的過程，著墨於自我理解的內容多，較少探究灰黑色的背景、烏雲是同儕之外還有其他什麼樣的可能、腳底下鮮豔的色彩除了可能是沙漠之外，還有沒有其他的意義。這些可能帶出更多覺察內容的部分，可透過以下問題，探討尚未顯現的意義。

* 請多說說這個灰色的背景是個什麼樣的環境？
* 貝殼生長的灰色空間原來是什麼樣子？什麼樣的條件之下，讓他改變成灰色？什麼條件會讓他有其他可能性的改變？
* 共同在這個灰色空間中的其他生物為何？他們是哪些生物？象徵了什麼？

＊ 黑雲在什麼時候會出現？

＊ 什麼時候可能出現不一樣顏色的雲？可能象徵什麼？

＊ 環境中橘紅橘黃漸層的流沙，其他可能的意義為何？

＊ 環境變動的同時，一起改變的是什麼？

此處將意義探究從創作者雅珮對於自身投射的想法，延伸至環境的探究。會談的互動期望能讓雅珮一開始敏覺於環境的影響，進而能思考環境變動時，負面的情緒效應與限制也可能轉化為優勢與成長的機會。因此，在圖像表徵探索之後，更多元的思考與不顯現意義的探索，或可能拓展不同面向的觀點。以下為藝術治療師與雅珮對談之後，雅珮對於不顯現的內容探究之歸納整理。

我畫這張圖的這段時間剛好面臨一段學習的困境，感覺到非常孤獨。就好像這件作品上面的貝殼，在這個灰色的空間什麼都沒有，這不是大海，是一個沙漠空間，一個該在水裡的貝殼在這個乾旱的地方，感覺是難受的。底下的鮮豔顏色好像熾熱燙腳的沙子，讓這個貝殼不斷的往上跳，也想要往前跑，讓自己舒適一點。

這個灰色的空間不見得是平穩的狀態，略為變動卻也是環境中較為舒服的色彩。強烈色彩具有太多的感官刺激，灰色對我而言是陪伴的色彩，較舒適溫暖，也不會有傷害的感覺。所以貝殼想要往上跳，往前跑，離開強烈的沙漠色彩。這部分讓我想到，我在學習上強烈想要進步，我知道我需要往上跳、往前跑，需要努力和改變，才能到達更舒適的環境。

這個灰色的空間不會出現什麼生物，假如出現什麼可能也會傷害貝殼。好朋友們就好像這三朵黑雲，帶來滋潤的雨水。真實的情況只有我能體會，很難跟她們說清楚到底發生什麼事，朋友們只能陪伴。三個不同大

小的黑雲帶來的雨水不大一樣，但都有滋養的意義。

　　學習困境的體會不是太舒服，有時甚至是受傷而且感覺到孤獨的。我知道大家都在學習的路上，黑雲帶來的及時雨很有幫助，但我也非常清楚每個人都走在自己的道路上，不太可能有太多的餘力拉別人一把。然而，陪伴能讓我感覺好多了，更增加往上跳、往前進的力量。這個灰色的環境和所面對的一切，變成帶動而且完成我的渴望之動機了。

　　現象詮釋在整體與局部、同一與多重、顯現與不顯現的循環探究當中，許多視覺藝術元素與作品上的符號在探究的過程中，意義越來越清晰。創作者能深刻體會作品上的個人狀態之顯現，以及作品背後不顯現的意涵，讓潛意識探索的過程，彷彿開了心中的窗，打燈探照而對自己更為理解。

　　這個被創作出來的貝殼，最後對雅珮說：「快走吧，可以的！」

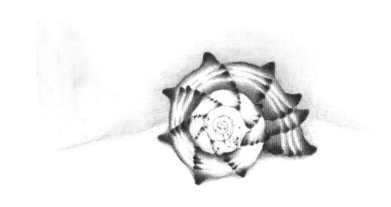

四個濾鏡與其應用

Franklin的四個濾鏡

美國藝術治療學者Michael Franklin[6]認為藝術是一種覺察的過程。這個過程從個人感受世界出發,在視覺影像進入個人內在世界之後,依感受與感動透過自由選擇的藝術媒材與主題進行創作。他認為,當藝術作品成為藝術治療師與創作者之間的橋梁時,透過藝術的同理共感,讓治療情境中的治療聯盟更順暢[7]。Franklin也認為,治療師若能讀懂作品,能讓處於治療情境的雙方更容易互相理解,他用戴上濾鏡來形容藝術治療師理解作品的過程。

他將藝術治療的過程,以戴上四個同等重要的濾鏡[8]說明之。這四個濾鏡的步驟如下:

一、仔細觀察與描述作品

Franklin主張藝術治療師必須要學會慢慢的、仔細的觀看作品上的藝術元素,否則無法理解作品之意義。這一點和現象學主張之探究現象表徵相同,藝術治療師以視覺藝術作為工作時的重要項目時,盡可能去除自我

主觀，需對作品仔細觀察與客觀描述。唯有仔細觀看，才能盡可能客觀的進入作品的世界，這個概念和現象學整體與部分的探究是一致的。

二、仔細描述個案創作過程的一切行為

創作過程除了創作者的動作態度是非語言觀察的重點之外，藝術作品因其具體存在的形式，仔細而緩慢的觀看整體與局部的內容，可以清楚看到作品上的內容，並增加理解。作品這個顯現出來的形式之外，有關作品形成時的一切「行為」，也是了解意義的整體創作行動之局部元素。

三、仔細觀察主要的藝術治療過程之語言

作品形成之後，透過作品進行探索是重要的過程。無論創作取向或是心理分析取向，讓創作者自己說自己的作品，能幫助藝術治療師理解作品的內容。低、幼年齡的兒童簡單介紹自己的作品可以讓治療師清楚理解作品的造型、色彩與其他作品元素之意義。心理分析取向的工作進行時，語言更是各種作品元素之投射或後設意義的探究重點。

四、仔細觀察文化表徵

每個地區的人生活在自己的文化背景中，視覺經驗受周遭的視覺文化影響，直接影響了創作內容與風格。Franklin將文化表徵放在四個濾鏡的最後一項，認為文化正如每天吸入的氧氣一樣不著痕跡。這個觀點凸顯文化背景對於創作內涵之影響，更強調藝術治療師必須具備多元文化素養，才能真正的尊重與客觀的接納每一位有能力創作的工作對象。

四個濾鏡的具體應用案例

這裡舉一個由塗鴉想像（scribble drawing）畫法所引導出來的作品為範例。塗鴉想像畫最早由藝術心理分析取向倡導者Naumburg的姐姐Florence Cane（1882-1952）所應用，最初應用時先起自於身體律動，接著將律動感以炭筆塗鴉線順勢畫在大紙張上，紙張上的塗鴉線條轉動之後產

生什麼樣的圖樣想像，則由創作者畫下來。

　　塗鴉想像畫目前在臺灣轉變成許多不同目的、不同形式之創作引導，有的完全保有塗鴉的部分，目的是暖身與破除對畫出美麗圖畫的擔憂；有的則以不同的引導方式帶領創作者應用塗鴉的內容。以下畫法，應用Cane原來的方法，但把炭筆改為12色粉蠟筆，大張圖畫紙改為課程方便使用的A4圖畫紙，更受限於空間而沒有使用大型畫架與畫板。因目標為創作內容的探討，加上創作尺寸較小，創作時間雖不受限，通常繪畫時間不會超過半小時。

　　以下範例是雅信的作品，由塗鴉想像畫法所引導創作出來的《枕葉少女》，說明四個濾鏡的理解過程。

濾鏡一：仔細觀察與描述作品

　　無論是Betensky詢問創作者「看到什麼」，或是現象詮釋追求本質的方法，都免不了在觀看最初要拋棄主觀，以客觀的態度進行作品觀察與描述。Franklin在此也強調仔細觀看作品的重要性，因作品本身傳遞出的重要訊息，需透過觀看，才能透過視覺符號接收這些訊息。以下這一段是從藝術治療師的客觀眼光看到作品表徵之後的描述，作為與創作者討論之前的觀察內容與理解，後續與創作者的討論可以不斷地核對這些內容，進一步理解創作者將焦點放在哪個地方。

　　這件A4大小的作品以12色粉蠟筆描繪而成。在看似抽象的造型當中，左邊的邊界像是一個面向左方、長髮飄向右方的人物。這個人物的下半身之線條轉向右邊，連接著以色塊組合起來的造型，人物的頭髮飄向右方連結著右邊色塊組合的上半部。右方的色塊顏色鮮艷，看似S型的綠色小徑可以由下往上走，下方起步時兩側有著看似石頭造型，轉個小彎再往上走，兩側有著藍色石頭，草地也變鮮艷了。終點有一個色彩飽和的橘紅

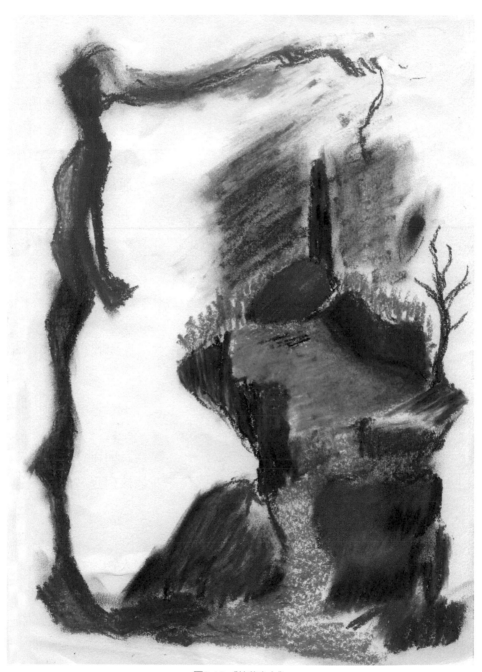

圖2-12 《枕葉少女》

色塊，色塊後方看似更遠的遠方，有著直立的黑色方尖碑似的造型。左方人物和右方色塊組合的造型之外圈輪廓，形成一個接近紙張尺寸的封閉性長方型。

以下為雅信畫完之後對作品的簡單說明：

一位細膩的少女後腦勺破了個洞，從中飄逸出了她所經歷的無限風景，閃爍的星空、高塔、石頭、樹木，如同整座山的遷移般，她的腦袋總是能流出一些記憶、經歷、故事、美好、難過。為此，她不必再煩惱別人如何理解她，因為這片風景終於也有人能夠看到、體會。

濾鏡二：仔細描述個案創作過程的一切行為

藝術治療師在創作者的創作過程並不是沒事做，而是需要仔細觀察創作者的一切行為。在自發創作的狀況下，從創作者開始選媒材、討論主題、興起動機、發展作品圖像的創作過程加了什麼、改了什麼等，皆包括在行為觀察的範疇。

由藝術治療師觀察的角度看雅信描繪這件作品時，他神情自若且態度認真。雅信一開始的色彩應用很隨興，拿起筆來自在的層層疊疊加上去，似乎沒有想太多。漸漸地，他逐漸由抽象畫面發展到具象造型，似乎在隨興中加入了細膩的色彩應用之思考。雅信細心地拿起特定顏色的粉蠟筆，畫的過程重複把想要的色彩以熟練的筆觸畫在一個一個區隔出來的造型上。作品的每個角落都沒有畫輪廓線，造型區隔都是以大膽的混合色塊展現出來。

以下為雅信對創作過程的說明：

其實我一開始沒有想要畫什麼，也不是要畫風景畫。隨意塗鴉的過程，右邊出現了很有敵意而且鄙視別人的面孔。他們的臉充滿惡意，讓我

想到過去同儕對我的惡意批評與嘲弄，這些沒來由且不真實的事情讓我感覺很不舒服。我覺得當時的我只是因為我比較不表達自己，他們就當開玩笑一樣的嘲弄，不管我的感受。我不要在圖畫中看這樣的臉，所以刻意把這些看來醜惡的臉塗掉，沒想到變成風景畫。右邊轉角的樹是不經意畫上去的，左邊的女生也是邊畫邊想就出現的造型。其實我用顏色的時候沒有想太多，一開始只是拿起一些顏色想辦法塗掉那些我不喜歡的臉，以為畫面還是抽象的，沒想到畫完之後看右邊那些色塊，越看越像一條往上走的步道。

濾鏡三：仔細觀察主要的藝術治療過程之語言

從雅信描繪作品時自信的筆觸，看來擁有純熟的創作技巧，但他並沒有長期藝術訓練的相關背景。雅信能應用想像力敘說自己的作品，也能為作品上的細節賦予象徵性意義。在畫面內容的客觀描述與意義探索時，雅信能聯想到自己過去生命歷程所經驗的事件之影響，對於這些事件帶來的情緒衝擊，能在創作過程以創意因應。他談起這些過去被不懂事的同儕嘲弄的經驗，以至於後來自己決定暫時與他人走不一樣的路。在這段人生的岔路上，雅信能體會到社會的現實以及改變的必要，在人生回到常軌時，雖然他時常得處理自己的自信議題，卻比過去要來得更具有內在力量。以下內容為雅信歸納作品探索的內容。

我想到過去那些嘲弄我的人，就想辦法把右邊惡質的臉塗掉。這些同儕喜歡找一些比較不表達想法的人出氣，沒事就講人的是非，當時弄得我情緒非常不好，也全面影響學習。我當時可能年紀小，也比較不成熟，不知道怎樣處理，也可能有點輕微的憂鬱了，總覺得一定是自己不好才會這樣。現在回頭看，當時真是太沒有自信了。

修改的一開始，並沒有想到右半邊這些色塊是什麼，就是想要用抽象的方式讓那些臉看不見，把臉塗成背景。不過現在仔細看，確實像一條路往上走，路的盡頭是一座塔，塔的旁邊有一棵鮮豔的橘色石頭。底下路的兩旁有橘色紅色的石頭，用黑色筆觸塗了，顏色比較混濁，好像代表了過去一些不愉快的事情。從這條路往塔的方向前進，不愉快的事情好像就消失了。

　　因為高中這樣的經歷，上大學時我以為自己不適合團體生活，所以選擇和別人走不一樣的路。我到偏鄉打工，學習獨立過生活。這一年讓我學習到社會的現實，也了解學歷對於基礎工作要求的重要性，所以我回到校園，也轉學到我能獲得滋養的科系。

　　看著這條路，我彷彿走了比別人更崎嶇的道路。路上各種顏色的石頭可能是阻礙，但看起來像吸引人的事物，這些事情可能讓我半途停留，卻無法阻止我往塔的方向走。那個塔好像是指引我的方向，我終究能夠走向那個方向。

　　半路上無意畫下來的一棵樹，位置在轉彎的右邊石頭上，看似站在懸崖的邊邊。這棵樹讓我想到高中的時候，我曾經畫過一棵生命樹。那棵樹長得很畸形，又很軟弱，旁邊雜草叢生。那個樣子很可憐，當時看了很憐惜，同時卻很討厭這棵樹為何這樣病態。現在想起來還是非常同情這棵樹的處境，不過我畫的時候沒有刻意的想這件事情，只是很自然的描繪出來，也許是我走在人生路上的一種不能被忘記的狀況，時時給我提醒要往前進。

　　左邊那個人物造型是一位長髮少女，後腦杓隨著長髮飄出生命經驗中的重要記憶、經歷、故事、美好、難過等，都融在走著的道路這片風景中。她面對的前方是一片鏡子，看到自己，覺得自己不夠好。少女的腳沒有辦法走路，連著右邊的風景，頭髮飄到右邊也跟風景連在一起。我想到

右邊的這些生命情境和她黏在一起，永遠無法分開，會跟著她一輩子，右邊那些也可以說是她身體的一部分。但是她還有神經可以感受一切，有能力可以把討厭的臉幻化成追求成長的道路。

濾鏡四：仔細觀察文化表徵

心理治療的多元文化議題是近年的夯議題，是治療師專業訓練中不可或缺的部分，也是所有心理相關工作者必須要有的能力與涵養。多元文化觀點考量社會脈絡因素，是對每個工作對象必要的尊重。

藝術治療專業發展於歐洲與北美洲的白人中產階級，過去對於工作對象的藝術作品觀點的思維，多為西洋藝術發展歷史中的價值觀。近20年來，藝術治療界對於不同文化背景創作者的創作方法與觀點十分重視，也有很多研究說明治療實務中必須留意的多元文化尊重。

Franklin本身來自於美國種族融合的多元文化區域，成長過程中體驗了多元文化對一個人的影響。再者，他所服務的Naropa University[9]之藝術治療研究所為一名藏傳佛教的西藏喇嘛所創立，因此更重視多元文化背景的考量與尊重。

多元文化之內涵包括一個人的成長環境、家庭、社區、種族、認同、文化等內容。由藝術創作的角度探討這些內容時，牽涉到成長過程眼睛所見以及視覺記憶之下的圖像，或是成長經驗中所有眼睛所見之視覺文化的影響。這些內容在藝術創作的過程，都可能轉化為圖像的符號語言，作品也可以說是多元文化背景影響下的產物。以下歸納圖2-12創作者雅信的成長與教育背景，由多元文化觀點理解作品：

我來自於偏鄉，一個想法比較保守的地方。我從小喜歡東想西想，也喜歡講講天馬行空的想法，但這些好像比較不被接受。尤其我是男生，大

家似乎對於男生這麼愛講這些有的沒的很奇怪，都覺得女生才會這樣。我覺得自己從小比較中性，個性有時想比較多，感情也比較細膩一點。我的家庭不很喜歡這樣的男生，他們認為男生不應該這樣。也許是這個原因，讓我在成長過程養成不喜歡表達的習慣，但其實我是有想法的。

我從小就喜歡畫畫，但很少在別人面前畫畫。父母認為男孩子學畫畫可能未來溫飽有問題，所以我並沒有任何學畫的經驗。高中時期過得很不快樂，甚至是痛苦的，但我的美術老師很珍惜我的繪畫能力，在高三的時候鼓勵我每天放學時間到美術教室畫畫。這段時間讓我感覺比較快樂，可以邊畫畫邊交一些朋友，而且畫畫也比較放鬆。一開始畫畫的時候我也沒有想到大學要參加術科考試，後來去考了沒有考好，畢竟我沒有像人家從小學習。不過我很珍惜這段時間的經驗。

動手畫畫的經驗應該是和高三這段時間有關，連結到的經驗都是比較愉快的，所以我現在才能夠邊畫邊想，自由的畫圖。和老師討論的過程，看到右邊這條路有點崎嶇，路盡頭那座塔讓我想起家鄉的幾個古蹟。那些古蹟建於三百年前，印象中那些古蹟的塔有指引明燈的意義。我如果走在這條路上，好像有著明燈的指引，縱使有困難，但也能感到比較安心。現在我知道我走在這條路上，在哪個路段倒是還不知道，探索的過程發現指引塔，還是蠻開心的。

由上述內容可以理解，雅信自陳想很多和較為中性的特質，可能是成長於偏鄉且較為保守的環境中，比較難接受的事情。這樣的環境之下，可能還存在著小孩只要乖乖聽大人的話，不需要也不用表達的概念。對於孩子喜愛藝術創作活動，除了不鼓勵之外，也存在著畫畫未來經濟會有問題的刻板印象。藝術治療師理解這樣的成長背景，便能站在多元文化觀的角度，讓雅信有良好的表達機會，接納他的成長背景對他帶來的影響。

Michael Franklin的濾鏡觀點也屬於仔細觀察作品現象之後，對於作品現象的深刻探究。他強調作品本身與作品形成過程的觀察與意義探究，也不忽略創作者對作品的說明。最後，在尊重多元文化概念之下，探究文化背景對於創作行為與作品意義之影響。多元文化觀點更能貼近工作對象的背景經驗，尤其是來自於文化印象裡的經驗，提供理解工作對象更多的線索，也能幫助工作對象自我肯定並獲得支持。

注釋：

6 Michael Franklin是美國Naropa University的藝術治療研究所系主任，這所學校的藝術治療研究所為藏傳佛教喇嘛所設立。Franklin曾為「藝術即治療取向」倡導者Kramer的學生，支持Kramer的概念，認為藝術治療師具有藝術家、藝術治療師、心理治療師這三種身分，研究取向為藝術本位研究方法、整合瑜珈與藝術的心理治療方式、社區藝術治療等。Franklin的多元文化成長背景，讓他成為是一位超個人心理學取向（transpersonal psychology）的藝術治療師。

7 Franklin, M. (1990). The esthetic attitude and empathy: a point of convergence. *American Journal of Art Therapy.* 29(2), 42-27.

8 四個濾鏡的觀點來自於Franklin於2019年底訪台進行專業督導課程時的內容，同時發表於以下期刊內容中。Franklin, M. (2020). Expanding artistic literacy in art therapy education: self-reflection tools for assessing artwork and art-based research. *Journal of American Art Therapy Associatoin,* 0(0), 1-11.

9 Naropa大學的心理健康與諮商相關研究所碩士班的課程內容很有特色，有興趣的讀者請參閱：https://www.naropa.edu/academics/masters/clinical-mental-health-counseling/index.php

強調美學觀點的
藝術評論法之應用

強調美學觀點之藝術評論步驟對作品的理解

上述現象取向的藝術作品意義探究，皆以作品傳遞出來的訊息為根基。藝術領域以藝術評論的精實訓練，最能深刻的從他者角度探究藝術品的內涵。這裡提出一個引自藝術評論的方法，強調以美學觀點探究作品的意義。然而，「藝術評論」或「藝術批評」這些詞容易讓人誤以為評論便是用美學觀點比較作品好壞。實則不然，和現象學相同的是，乃在於以客觀的角度，思考作品內涵的具體方法。

藝術批評的四個具體步驟：描述、分析、解釋、判斷[10]。

一、描述

描述指的是對作品最初看見的內容進行的客觀描述。這描述可以來自於觀者對作品表徵的客觀描述，也可以是藝術家自己對作品的描述。

二、分析

分析指的是作品形式的說明，例如針對作品外觀的色彩、造型、構圖、比例等創作元素進行形式分析。這部分可以說是在客觀描述之後，仔

細對作品的各項細節多些說明。

三、解釋

解釋指的是評論者對於作品意涵的解釋，這部分的內容包括說明作品主題之意義，或是解釋作品表徵背後的意涵，及其所具有的社會意義或個人文化意義等內容。作品意涵的解釋多半是作品上看不到的部分，藝術評論的過程需要透過專業訓練與經驗進行意涵之解釋。

四、判斷

藝術評論者需要透過自己的專業知識與經驗，給予評論的作品一個價值與歷史定位。每個時代的評論家都有自己的專業觀點，有些評論家很能掌握藝術史脈動，其所評論的好作品真的留名青史，當然也有可能無法通過時間的考驗。

相信讀者對於藝術評論的四個具體步驟，皆能判斷前三項之客觀描述、形式分析、意涵解釋，非常類似於Betensky現象取向藝術治療從客觀的藝術現象開始探究的歷程，和Franklin四個濾鏡之客觀而仔細的觀察，且聆聽創作者所說或甚至文化背景探究等有異曲同工之妙，更和現象詮釋學探究本質的具體步驟具有相近的觀點。

藝術治療的過程，無論是藝術治療師或是創作者，都希望能找到更有效率理解作品的方法。上述方法有如相似觀點之下，由不同角度切入，進行藝術現象的探究。以藝術治療的目標而言，只要能讓創作者清楚表達，並能在探究過程覺察，皆能幫助觀者進一步理解作品。

價值判斷的「評價」這一項，是藝術評論方法與藝術治療目標較為不同的項目。相信所有藝術治療相關專業的學習者都能理解，治療過程強調的是被理解與情緒的同理共感，以及潛意識意識化的覺察所帶來的改變動機。藝術治療過程產出的作品不強調創作技巧，但不表示技巧抽離之後只有抽象畫或是看不懂的內容。其目標為非語言情感表達，並藉圖畫語

言進行內在世界的探索。只要接受藝術治療的創作者能夠進入上述目標的歷程中，就是好作品。藝術評論評定藝術品價值條件的重要項目「作品評價」，並不是藝術治療過程的必要項目。

藝術評論的取向包括了藝術史取向與個人中心取向[11]。藝術史取向需考量更多史學上的定位，以及創作過程與史學脈絡發展之間的關係；個人中心取向的藝術評論為直觀式的理解，較為貼近個人觀看時所激起的感受，也較能應用於藝術治療領域對於工作對象之藝術作品的理解。

簡言之，作品的「價值評價」並不是藝術治療師要做的事情，更不是創作者探索意義的目標。藝術治療看重的是藝術創作過程的自發創作行為，真誠地透過非語言圖像展現感受。理想的狀態下，創作者能投射自我狀態於作品中，並且在藝術治療過程藉由作品得到情感支持並獲得心理賦能。治療不僅止於想法與感受獲得支持，乃在於創作者對於自己走入治療時，對自己的問題是不是有著進一步的理解與覺察等等。綜合上述，藝術治療的作品意義探索之目標，是自我理解和覺察，並不是作品評價。

應用藝術評論步驟的作品理解方法

應用藝術評論的四個步驟於藝術治療實務時，可將形式分析與意涵解釋整合為象徵意義的探索，修改藝術評論的第四個價值判定之步驟，將焦點回到創作者身上，帶領創作者進行經驗連結的覺察省思。修改後的步驟順序為作品表徵之客觀描述、象徵意涵之探索、經驗之連結與覺察等三個步驟。這三個步驟在藝術治療師引導創作者進行自發創作之後進行，細項如下說明，並以案例說明。

一、表徵之客觀描述

　　作品表徵就是作品的外在樣貌，是作品完成之後能客觀地進行觀察的部分。廣義而言，還包括藝術創作過程的行為和媒材應用的方法等客觀存在的藝術現象。進行表徵之客觀描述時，藝術治療師會邀請創作者對自己的作品進行客觀的描述，鼓勵描述作品之整體樣貌，以及重要的創作元素例如色彩、造型、構圖、比例等特色。若是創作者的描述非常簡要，甚至忽略顯而易見的作品內容，藝術治療師可以用引發客觀描述的開放問句激勵創作者仔細觀看。

二、象徵之意義探索

　　創作者在客觀描述作品的同時，多半能體會那些被創作出來的部分對他具有重要意義。客觀描述之後，藝術治療師接下來會邀請創作者思考所描述之內容的象徵意義。這些意義無論是整體直觀帶來的象徵，或是藝術創作元素，例如特定色彩與造型的個別象徵，皆能幫助創作者建構自己的作品意義。

三、經驗之連結與覺察

　　創作者在進行前一項的象徵意涵解釋時，時常能夠連結到自己的真實生活情境。在能夠安全表達的情境下，藝術治療師邀請創作者建構作品的象徵意義，提供機會透過藝術品與自己生命經驗的真實狀況進行連結，讓創作者能真實探究藝術作品所呈現出來的內在世界。透過象徵意義連結個人生命經驗並探索生命議題時，意義覺察的歷程與時間具有個別差異。有些人能很快的連結自己的生命議題，有些人則必須探索更長的時間，有些人甚至認為圖畫就只是圖畫，和生命經驗無關。藝術治療師對創作者所說之內容的理解與支持，或對於敘說過程的同理共感，都能幫助創作者更願意將作品上的內容與生命議題進行連結。探索的過程，藝術治療師需協助將創作元素與其所說的內容整合在一起，靈巧的應用歸納與開放問句，帶

領創作者進入較為深刻的生命議題之覺知。

表徵的客觀描述、象徵的意義探索、經驗的連結與覺察這三個層次，在藝術治療師與創作者之觀看探索的互動過程，有時候很難將幾個層次清楚的區隔開來。三個層次通常是交錯進行，表徵的描述很容易連結到象徵意義，象徵也可能很快找到內在世界的根源。對藝術治療師而言，這三個層次協助理解作品由表徵到象徵，由象徵到潛意識世界的覺察，但藝術治療師必須有能力判斷創作者能否在足夠的安全感之下繼續表達。

引用藝術評論法之作品象徵意義探究的案例

為了清楚說明藝術評論法的應用，以下由雅芯進行示範。這件作品以「自我生命樹」為主題自選媒材自由創作。創作後，以藝術評論修正後的方法進行意義探索，再透過《生命樹》圖卡進行後續討論。以下例子僅進行自由創作後的意義探索示範。

圖2-13《噴泉樹》由雅芯完成，是一件主題單純，造型清晰的作品。作品表徵清楚可見豐富的色彩，主要由一些咖啡色往上捲曲的線條形成一棵彩色的想像樹，底下有綠色短線條形成的地平線和兩朵小花。作品以12色粉蠟筆所畫，部分樹的色彩畫下之後用手抹開來。完成之後，由藝術治療師與雅芯共同進行表徵之客觀描述、象徵之意涵探索，以及生命議題之連結與覺察這三個層次的探索性對談。

為了更具體說明這三個具有層次的探索歷程，以下示範更援引諮商技術中的簡摘與重述技巧，但簡摘與重述的內容聚焦在雅芯對於作品的敘述。同時，為了讓雅芯減低探索過程產生批判自己作品的想法，簡要回應時加入對於她作品上的藝術元素進行正向觀點的形容，期望雅芯不但能感受作品被全然接納，且能透過作品受到鼓勵，進而更能從中獲得生命意義之覺察。

藝術治療師：請看著這件作品，說說看你畫了什麼？（引導客觀描述的開放問句）

雅芯：這一棵樹外表普通，咖啡色的樹皮，裡面是不同顏色的脈組成的。（客觀描述）

藝術治療師：我看到你畫了一棵平凡外表的樹，但有豐富的內在。（簡摘與正向回饋）

雅芯：對，那些顏色代表了各種不同的情緒，每一種都匯集起來才形成這棵樹。（象徵之意義探索）

藝術治療師：這棵樹的裡面看起來非常豐富。作品上的線條和造型很特別，多說說這些。（簡摘與正向回饋，引導更多表徵之客觀描述）

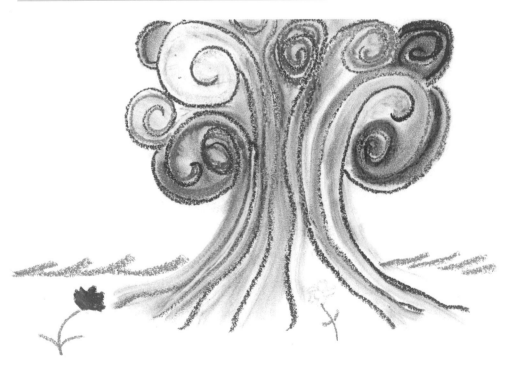

圖2-13 《噴泉樹》

作品象徵意義的探索

作品創作過程的每一件事情都具有意義。

一個人開始想動手創作時，需要為自己的作品選擇適當的主題和創作媒材。作品的表現形式和內容是潛意識的窗口，幫助創作者理解自己的潛意識世界。選擇媒材的過程，則能由行為樣貌理解這個人的行為特質。行為特質的表徵也能幫助探討與個人行事風格之間的關係。

作品表徵的象徵意涵解釋是主觀的，來自於創作者的內在思維，需要有良好的安全感才能引發更多的象徵意義之解釋。治療情境中的安全感來自於治療師與個案之間的信任關係，這份關係需要治療師有目標與技巧的營造可以表達的空間，才能讓接受幫助的人在這個空間當中勇敢冒險探索。治療情境中的藝術創作看似輕鬆不具威脅性，但真正要探索意義時，還是牽涉到每個人的安全議題。簡單的說，治療師能營造安全表達的空間，才能讓進入這個空間的人自由的透過圖畫表達，後續也才能以口語的方式建構自己作品的象徵意義。

創作者對象徵意涵的解釋時常來自於作品表徵的聯想，然而對一個自由創作表達的人來說，創作時不一定想到這麼多。表徵形式背後的意義時常是單看藝術作品表象看不到的內容，因此，藝術治療師需要透過開放問句的引導，帶領創作者思考自己作品中的意義。

象徵意義的開放問句根據的是畫面具體內容的思考，也可以順著創作者對作品客觀描述的說明，看創作者聚焦在作品上的哪個部分。引導的問題最好是能帶動創作者思考的問題，避免追問某個作品特定元素的象徵意義。例如「這個顏色象徵什麼」或是「這個造型象徵什麼」。這類問題類似單一答案的一問一答題目，多半意義不大，也可能將探究帶向繞圈圈的胡同裏面，較無法從脈絡中思考，也難幫助創作者建構與自己相關的脈絡性意義。

探究的過程，藝術治療師必須有能力判斷自己和創作者之間的關係，避免在關係尚未穩固時強加追問。在創作者還沒有預備好要探究的內容上不斷追問，可能引起抗拒而不想說，或可能隨意解釋而帶來不必要的過度解讀。

安全情境之下的象徵意義探究，可能帶向創作者對自己生命議題的覺察。覺察之後的理解，可能產生作品探索的良性循環，越畫越有內容，越有內容越能幫助探索。若是創作者無法連結象徵意涵的解釋，單純的說「這就是圖畫而已」或是「這個沒有特別意義」。此時，藝術治療師最好先判斷創作者是否預備好要深刻的理解作品，還是暫時需要有更多的安全感才能說明。這種狀況之下，必須要有更多的支持與接納，讓創作者感覺治療空間沒有威脅感，心理上能十足感受被接納與被支持，才有可能繼續探索象徵性意義，並進一步進入與個人現實生活狀態連結的可能性。

藝術治療與諮商會談

營造安全的視覺探索環境能幫助創作者覺察

藝術因其獨特的表達形式，使得藝術治療實務執行的過程很難有固定的方法。這些方法多半針對創作者的表達需求以及創作模式，不斷地在過程中調整。面對作品時的直觀探索，從作品真實呈現的樣貌開始，單純仰賴客觀的視覺直觀，全部根據作品上呈現的內容作為探索目標。

觀看的時候，無論是藝術治療師或是工作對象的創作者，視覺直觀是非常自然的方法，正如平時張眼所見，讓視覺帶領觀看作品上最吸引人的內容。這個方法可以大大的拉近觀者與作品的距離，最重要的內容能自然跳出，讓觀者感受到其重要性。看清楚作品表徵的內容之後，在藝術治療師營造的安全且被接納的情境當中，幫助創作者進入象徵意義的表達，賦予作品之藝術要素深刻的意義，進入個人生命經驗相關議題的探索。

透過藝術會談探討作品內容並獲得覺察的方法，比較接近以藝術為輔助工具的藝術心理分析治療，也是Naumburg所言，能避開防衛機轉且加速覺察的藝術心理分析取向。各種防衛機轉是個體保護自己心理狀態安全

舒適的正常心理機制，部分機轉只要不是無意識地過度使用，作品上有可能避開這些防衛機轉而呈現真實的內在世界。但請讀者不要以為「創作可以避開防衛機轉」，所以所有的作品都光明正大地打開潛意識窗口，等著觀眾探頭進來瞧一瞧。

防衛機轉還是可能出現在作品和創作行為，甚至口語探索內容的過程中。防衛機轉的出現並不妨礙作品的探索與理解，也不必然要處理這些。處理防衛機轉最好的方式是營造安全表達的情境，並且接納創作者所表達之內容，讓作品能在創作者依然保有防衛機制的情況下仍能產出。

透過藝術的探索能「加速覺察」這一點，確實是一個比較神奇的歷程。藝術作品具體存在的形式，可將作品視為一個有機體，本身能表達創作者的非語言溝通之內容。這些內容在創作者探索之前已經存在，藝術治療師只需要清楚探索帶領的意向性，請創作者自行探索並連結到個人生命經驗。

這個覺察過程可能自然發生，不需要挑戰創作者的言語表達之內容，只需要支持創作者對作品的說明，鼓勵思考與自身的連結，便有可能直接達到覺察的內容。心理分析取向的會談內容中，挑戰個案思維的矛盾，或是知行不合一之處，需要治療師足夠敏銳於這樣的矛盾之理解能帶向覺察。透過藝術，個案能從自己的作品上找到原來看不到的樣貌，並非由治療師收集足夠資料之後的挑戰與面質。

藝術治療師在實務工作過程，有時確實較不需要承擔挑戰與面質工作對象的壓力。這並不表示藝術治療師不需要敏銳於個案的矛盾，應該說，多了作品作為理解個案的線索，多了理解的資源能判斷創作者當下到底有多少面對探索挑戰的預備心。再次重申，不會每個案例都有能力順利地從自己的作品獲得覺察，還是需要學習方法並累積經驗，才能使創作者在這個探索的歷程能自然的覺察自己。

創作後許多的言語互動與溝通似乎說明了藝術作為心理治療工具的獨特性，以及語言表達可能無法達到的情境。不可忽略的是，語言是共同的溝通符號，可以精確的理解雙方所想要表達之意義，才不會相互誤解。上述幾種現象學取向之透過圖畫理解意義的方法，並不表示創作取向的藝術治療不需要語言溝通，也不表示講不清楚發生什麼事的兒童，與有時彆扭於語言表達的青少年不適合現象學方法。別忘了，現象學取向藝術治療的Betensky以此方法與兒童和青少年工作時，具有良好的成效[12]。

創作為主體的藝術即治療的操作方式如何？現象學取向的方法關注創作者的主觀想法，並將意義建構的過程交給創作者。藝術即治療的過程，也是以創作者為主體，治療師則協助創作者將想要表達的內涵以藝術的形式表達出來。在藝術即治療的過程，若加入現象學探討概念，更能帶領創作者在創作表達與觀看反思的過程，思考自己的創作意圖以及想要表達的方向，在創作時將作品塑造成更貼近自己想法的藝術形式。

各種形式的心理治療皆需要治療者深刻關懷的態度，良好的同理當然能幫助創作者積極的探索，更能帶領創作者勇敢面對自我探索時的各項挑戰。然而，專業工作必須有良好的督導，以及清晰的理論概念，才能在清楚的意向性之下，帶領藝術探索的創作者走在合宜的道路上。

四種藝術會談方法重點歸納表

Betensky 現象學方法	視覺展示				
	拉開距離				
	意向性觀看	個人觀點和意義的重要性			
		現象學證據			
	現象學 證據	現象描述	整合	現象反思	深度覺察
				作品異同探索	
		現象闡釋		與現實生活連結	
現象詮釋循環	部分與整體				
	同一與多重				
	顯現與不顯現				
Franklin 四種濾鏡	仔細觀察與描述作品				
	仔細描述個案創作過程的一切行為				
	仔細觀察主要的藝術治療過程之語言				
	仔細觀察文化表徵				
藝術批評法	客觀描述				
	形式分析				
	意涵解釋				

應用助人技巧之整合思考

藝術治療實務工作中，治療師除了對作品形成過程的觀察與作品表徵須具備敏銳度之外，學習諮商領域的助人技巧是藝術介入會談的重要方法。以下嘗試整合已經發展良好的諮商理論與技術[13]，同樣將探索、覺察、行動三個階段視為心理治療的重要歷程。藝術介入會談時，一開始的建立關係、收集資料、同理共感與支持、個案概念化等等，皆能幫助治療師進入治療同盟的關係。同時，因藝術的獨特性融入治療歷程，產生與單獨使用語言會談不大一樣的內容。

請讀者留意，以下段落並不是要談諮商理論與技術，畢竟這已經是許多學者說明得很清楚的內容了。這些技術需要長時間的演練，新手上任時也必須有督導帶領著，以增進專業應用的能力。藝術介入會談應用時引用的是原則，原則的意思是沒有絕對的標準答案，必須在理論架構之下靈活應用，才能對藝術會談的治療歷程進展有幫助。藝術自由表達的特質，所產生的風格和特色每個人都不一樣，創作行為也不一樣，並沒有固定的對談模式。

在口語會談和治療歷程的架構之下加入藝術作品，等於在治療者與被治療者之間，多了藝術作品這一個重要的工具。工具必須要能發揮作用，得要有方法。歸納前面段落幾種具體透過藝術作品會談的方法，大約有幾個重點：

表徵：包括作品表象之整體與局部之描述與理解。

象徵：包括作品整體與局部的單一與多重之象徵性意義。

連結自我狀態：包括作品之顯現與不顯現內涵與個人心理狀態的連結，另加上文化背景的考量等等。

以下試著整合藝術表達和口語會談的技巧，說明應用的方法。

會談技術整合之助益

　　助人的會談技巧加入藝術表達之後，整體的歷程架構與原有的會談技術之發展類似。縱使藝術治療的先驅學者Naumburg認為藝術介入會談可能避開心理防衛機轉而較快速的達到覺察，會談中以藝術作為輔助工具時，不能因為這樣而想辦法透過作品快速讓創作者挖出內在該覺察之事，或是大膽的解釋。在還沒良好建立關係之前，由藝術治療師主導並想要快速達成某種目標的意向性，皆可能引起創作者抗拒，不但不想說更多，也可能再也不想畫畫。

　　藝術介入會談之探索階段的重點在於讓一位初進入會談的創作者，能放開技巧的限制而自在的創作，且能夠自由進行作品意義呈現出來之各種藝術現象的探索。這個過程中，藝術治療師必須要能營造安全的表達空間，讓創作者無論在圖像或語言表達時，皆能在不被批判且能感受到被支持的氣氛中，自由的吐露心聲。

　　然而，怎麼做才能讓一個素昧平生的創作者，在陌生的藝術治療師面前坦然的以圖像揭開潛意識語言？

　　助人技巧是諮商領域發展已久的培訓技術，藝術介入會談時，能應用相關的會談技巧，是相關工作者必備的基礎知識。藝術這個第三者的介入，讓藝術治療師、創作者、作品這三者，成為鼎立的三角。藝術作品被視為能主動發出溝通訊息的有機體，具有重要生命力的存在。

　　這樣的會談形式不再只有治療師和個案的聲音，藝術因其具有生命語言形式的存在，會談空間存在的是三者聲音之互動與交流。作品的聲音乃由創作者以投射的語言說出，逐漸轉換成為作品與個人狀態的連結，進而可能成為探討內在議題的工具。探索過程可能因內在意義浮現，創作者更樂意以圖像表達，再次回到創作行動，完成作品的循環探索的歷程。

藝術治療過程的行為觀察

　　心理專業人員培訓過程，「諮商理論與技術」是必修課程。教科書的第一招必學技巧是「專注、傾聽、觀察」，這三個技巧在會談張嘴說話之前就開始了。首先，心理專業人員必須要將心思專注於這個工作對象，仔細聆聽對方所言，同時觀察非語言行為。非語言行為包括眼神、表情、手勢、身體動作、態度等。

　　口語工作時，沉默有時是令人難以忍受的狀態。然而，安靜而專心地看一個人畫畫這類聲音沉默的時光，正是創作者透過圖像「說」的重要時刻，此時發生的藝術現象是後續值得探索的部分。這段時間不能用「他不過是默默的在一旁動手畫畫而已，我可以在一旁看書或畫自己的圖」來看待。藝術治療師應保持良好的專注力與精神狀態，仔細觀察各項細節，傾聽畫圖時對方所言，觀察對方的創作符號和話語內容之間的關係，不能忽略這段相對安靜的創作時光。

　　在藝術應用於心理工作這個獨特的藝術治療工作模式中，非語言觀察包括了藝術發生時的一切行動過程。有些創作者喜歡邊畫邊說，有些創作者則喜歡安靜作畫；有些使用媒材非常隨興，桌子弄得髒髒的也沒有關係，有些則一定要保持非常乾淨，甚至一直擦手。有些創作者畫完想到什麼就講什麼，有的則需要醞釀一段時間才能說明內容。

　　為了聚焦在重要議題，藝術治療師需要把表徵、象徵、連結之架構放在心中，讓創作者在探索過程能聚焦於此，而非發散式的隨意漫談。藝術會談的過程，藝術治療師必須同時敏銳覺察於符號語言，自由且靈活的應變，讓對談的焦點集中在作品重點現象，並進一步思考整體與局部、同一與多重、

顯現與不顯現的意義，帶領創作者逐步在現象探索的結構中，層層探索以找到作品當中對自己有意義的內涵。

在自發性創作的情境下，通常現場會有各式各樣的媒材供創作者選擇。首先，得觀察工作對象如何選擇媒材。當各種媒材如同饗宴一樣擺設出來時，縱使種類少而只能因應簡易的創作需求，也能觀察工作對象看到媒材時的反應。直接選擇，還是這個拿起來看看，那個拿起來試一試，或是很快說自己不熟悉這些，不想畫也畫不好等等。

接著，當媒材選定，開始動筆或動手做時，可觀察神情專注的狀況，有人創作時不喜歡說話，有人可以邊做邊說。有人隨便畫一畫就交差了事，有人可以很仔細的描繪自己想要畫的內容，有人則可能很隨興且筆觸自由流暢。有人表示在家畫的風格和在治療室畫的都不一樣，有人一定要打稿且不斷使用橡皮擦，有人可能很快就覺得自己畫壞了想要換張紙，或者有人可能耗很久都無法下筆。這些非語言線索都是初步了解創作者之特質的線索。

藝術治療尊重每一位平凡的創作者，視之為藝術家。因此，創作者可以盡其需求的使用媒材、選擇主題、自由表達。理論上，創作時間不受限。在創作取向的藝術治療過程，藝術治療師盡力協助工作對象表現出心中想要表達出來的作品樣貌。在創作為工具的藝術心理分析治療過程，藝術做為輔助工具，藝術治療師則在藝術介入會談的過程，協助整合所觀察到的行為、創作的具體內容，以及對方所說的內容，同時引導創作者思考覺察之意義。

創作過程的行為觀察是一件很重要的事情，除了一般行為的觀察之外，作品形成過程的一切行為表徵提供獨特的線索。以上這些可以讓藝術治療師思考創作者的嚴謹、自由、隨興、開放等可能的個人特質，在工作過程與對方所言不斷的核對，增加更多認識與探索的可能。

藝術介入會談的探索階段

由於助人技巧與歷程之諮商技術已經有許多實務經驗豐富的前輩寫下精闢的撰述，因此有關口語會談之技術的部分，本書不再贅述。以下聚焦於藝術介入會談的應用和探討。

藝術介入會談的重述與摘要

口語會談技術中，「重述」與「摘要」是兩個起步技巧，應用得好能讓工作對象感覺到治療師的專注和理解。切忌鸚鵡式語言，一模一樣的重述或甚至說了比對方更多話的摘要，都會得到反效果。藝術治療過程的重述與摘要包括了對於作品內容的精簡陳述，或是簡摘回應後能讓創作者願意更仔細的看作品且描述更多作品細節。

重述與摘要很能與現象學的意向性概念結合。當藝術治療師請創作者仔細看作品並加以描述時，創作者自己正「重述」著自己的作品。重述作品時，視覺導向能讓創作者首先看到作品當中最重要的整體內容，在現象循環的觀察與描述過程，創作者能重述並摘要自己的作品之局部細節，再次確認作品和非語言感受的具體存在。同時，透過作品的重述，創作者能客觀清晰的認識自己的作品。

口語的重述與摘要發生於治療師和個案之間，透過治療師良好的重述與摘要，一方面確認治療師傾聽之後的理解，另一方面讓個案感受到被聽見與被了解。多了藝術作品之後，作品在兩人當中扮演相當重要的角色，藝術治療師不再是進行對方所言之重述與摘要的主體，而是見證創作者進行自己作品之重述與摘要的陪伴者與支持者。創作者則在作品整體與局部的客觀重述與摘要的過程，逐步貼近自己的內心世界。

藝術介入會談的開放問句

緊接著重述與摘要的是「問句」。探索階段的問句不外乎「問想法」和「問感受」的開放問句。通常,助人者會以想法的開放問句幫助個案探索自己的狀態,讓個案先弄清楚自己發生什麼事之後,循序漸進協助對方探索感覺。

藝術作品本為非語言情感表達的重要形式,內容可能充滿許多象徵性語言以及情感符號,但無論當事人或治療師都需要在作品的表徵之下,透過探索進而理解象徵性語言的內容。

首先,總要先弄清楚作品的具體內容表達了什麼,正如口語會談時先弄清楚發生了什麼事。當創作者開始客觀的敘說自己的作品時,有的創作者能夠清楚地客觀描述作品,有時候不需要問就能連結到象徵意義。有的創作者太過於精簡進行作品的客觀描述,忽略很多值得探索的細節,因此需要利用開放問句讓對方看得更仔細。

「請再仔細看看畫面,還畫了什麼?」這個問句或許能刺激創作者多說一些。然而,有些人真的無法在提點之後看得更仔細,藝術治療師可以按照圖畫的特質提示創作者。例如一名創作者畫了沒有五官的人物造型,但只描述了「這中間有一個人,他沒有在做什麼。」顯然創作者忽略了人物沒有五官這回事,或可透過提點作品表徵詢問:「請仔細看看畫面上的人物缺少了什麼?」提點式的問句時常考驗著藝術治療師對於視覺藝術表徵的敏銳度,才能在創作者沒有留意到的作品視覺焦點,或是重要元素的提點之下,繼續帶領創作者進行藝術現象的探索。

無論前面段落對於幾個方法的理論傳述，Betensky的現象學取向藝術治療，Franklin的四個濾鏡之仔細觀察作品與創作行為，現象詮釋循環觀點，或引用藝術評論的方法，一開始時都仰賴對作品的仔細觀看。

　　藝術治療一開始探索作品時，對應到探索時期諮商技術之「想法的開放問句」，會轉變為引導仔細客觀描述作品的問句。這些問句不能死板的設立一個詢問藝術現象的開放問句之標準流程，例如做個藝術元素的表格，先問造型再問色彩，接著問主題，再接著問線條品質與筆觸。主要原因是每件作品都有其生命力與獨特性，藝術治療師必須有能力細微的觀察作品表徵所呈現的最重要之藝術現象，仔細聆聽創作者對作品所描述的內容之後，針對創作者視而不見的作品重要藝術元素，以詢問表徵的開放問句讓對方進一步的思考與探索。

　　自然分享或對談的狀況之下，這類有關作品表徵的現象學取向問句引導，能讓回應者輕易連結到象徵意義。往往不需要進一步詢問藝術現象或視覺藝術符號的象徵，創作者很容易針對作品整體風格說明意義，或是將藝術現象的各個元素連結到對自己有意義的象徵。這些象徵意義不盡然和覺察有關，但具體的視覺元素幫助創作者透過非語言的視覺語彙建構象徵意義。象徵意義的內容和創作者所投射出來的想法有關，有些創作者甚至能快速的連結到個人狀態。

　　藝術治療師協助探索作品意義的過程，帶動仔細觀察整體與局部之作品表徵的開放問句，有時需要具體的以「說說看你對於圖畫整體的想法」或是「說說看你對圖畫上的色彩／主題／情境／風格等各個細節的想法」來引導創作者仔細看，才能在後續探究時，思考更深刻的內容。

藝術介入會談的情感回應

　　諮商技巧談到想法的開放問句之後，緊接著會是探索感覺的情感反映、情感的開放問句，以及整個探索過程皆重要的同理心。情感反映可以說是感受狀態的重述，以確認助人者對於個案的情感表達之理解。情感的開放問句幫助個案進一步思索，單純的感受背後拉出來的是更多細微而需要被支持與了解的感覺。這些感覺出現之後，人與人之間的同理共感，能幫助個案在被了解與受到支持的安全氣氛中，願意進一步的探索。

　　藝術介入會談的過程，如果藝術治療師能夠透過「表徵的開放問句」讓創作者仔細觀看作品表徵，又能以「象徵的開放問句」幫助創作者探索象徵意義或是個人經驗的連結，雖然客觀描述有時自然的進入象徵意義的探索，又自然的回到客觀描述，或突然連結到個人狀態的初步覺察。然而，問句不斷的情況，會產生不斷追問的不良效果，不一定是幫助創作者，也不一定在快速探究之後帶來更想要進一步探索的動機。因為過程跳過了諮商技術強調進入覺察階段之前，必須要有許多同理與溫暖的支持，才有勇氣進入可能具有較強的情感衝擊或可能引起較大抗拒的覺察階段。

　　一般口語的情感反應之外，此處提出一個透過藝術作品感受被支持，也可能感受被同理的方法：「簡摘回應＋正向回饋」，也可說是「客觀描述＋正面回饋」。

　　「簡摘回應」是將創作者對自己作品進行客觀描述的重點簡摘，緊接著以支持與鼓勵的口語和態度回饋作品內容。正向回饋不能以美醜的評斷性語言進行，需要以正向鼓勵的言詞對視覺所見之具體藝術現象進行回饋。

　　正向回饋能讓創作者感受到自己的作品不受技術美醜的評斷，且能感受到非語言表達是受到鼓勵的，最好還能讓創作者對自己的藝術語言感受到自信心。

客觀描述與正向回饋的案例

　　圖2-14《設法擋住感覺的我》由雅嵐所作，畫面上有一個看起來像人物造型的中心主題，背後有個凸字形的背景。以下用客觀描述與正向回饋，探討這樣的做法能讓創作者雅嵐感受到什麼。

藝術治療師：說說看你畫了什麼？（鼓勵客觀的描述作品）

雅嵐：我畫了很多線條和形狀，人物的輪廓線後面有很多直線。

藝術治療師：我看到你畫了前面有個人形，後面有垂直水平線，顏色的區隔，讓前面和後面的顏色和造型互相凸顯對方。（簡摘和正向回饋）

雅嵐：對，我覺得背後那些直線才是主角，前面那個是我。（創作者說明表徵意義）

藝術治療師：把那些比較方塊的造型當成主角，好特別的想法。多說一點這樣的想法。（簡摘、正向回饋、開放問句）

雅嵐：我對背後那些顏色比較有感覺。紅色可能是很多我不了解的感覺，黃色比較像是期待或渴望。藍色有兩種，比較淺色的是受傷的感覺，深藍色的線條想要框住這些淺藍色，讓他不要跑出來。（說明顏色的象徵意義）

藝術治療師：紅、黃、藍是色彩的三原色，你用三原色很巧妙的表達感覺。（客觀描述、正向回饋）

雅嵐：我沒有想到直覺的用了三原色。（帶動更仔細的觀看與思考）

藝術治療師：畫面上可以看到紅色都是水平發展的線條，分布在人形外面。深藍色框住淺藍色，多數的黃色在深藍色的框線外面，這樣的表現方式一定對你很有意義。（客觀描述、正向回饋）

雅嵐：我畫的時候沒有想太多，多半是直覺畫的，沒有發現黃色在深藍色

外面這件事情，現在覺得有趣。（進一步仔細觀看）

藝術治療師：你怎麼看這樣的表現方式？（覺察的開放問句）

雅嵐：藍色是要保護起受傷的感覺，黃色可能是想要跑到界線外，和人接觸的期待。（象徵意義的覺察）

藝術治療師：好像要用藍色擋住難過的感覺，用黃色表現渴望。人形也是黃色的，現在看看想到什麼？（簡摘、覺察的開放問句）

雅嵐：後面的是主角，黃色的人是要擋住後面的東西，不要給他跑出來傷害別人。現在發現黃色好像也要想辦法擋住傷害的感覺。（象徵意義的覺察）

藝術治療師：黃色出現在人物身上和後面造型的框線外面，好像都是為了

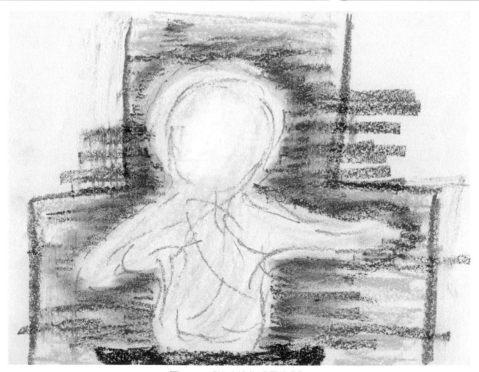

圖2-14 《設法擋住感覺的我》

努力擋住不想給他跑出來的東西。（簡摘、正向回饋）

雅嵐：是這樣沒錯。

藝術治療師：有一個顏色相關的客觀事實，黃色加藍色是綠色，你用了綠色作人物的輪廓線，這一點你有什麼想法？

雅嵐：綠色……這也是我直覺畫上去的。綠色……我希望綠色有一天消失，後面要擋住的顏色也慢慢淡掉，就不用那麼辛苦了。這樣看著看著也看到人物底下的黑色。底下的黑色代表了矛盾糾結，拉住自己的東西。（看到原來忽略的色彩，增加了覺察的想法）

藝術治療師：你用好多顏色表達不一樣的想法，每一個象徵意義都連接著自己的真實感受。（簡摘、正向回饋）

　　客觀的描述或是依循創作者對於作品表徵的描述進行簡摘，在這個對談模式當中有其必要性。這些描述的焦點在於肯定創作者對作品的努力，並且不是以評斷的標準來看作品。客觀的描述能讓創作者理解藝術治療師對作品的重視，描述的是作品本身的價值，展現藝術治療師真正看到作品重點並能理解重要內容。

　　客觀描述或簡摘回應之後的正向回饋也很重要，是對作品表徵的重要肯定，讓創作者感受到自己有能力透過圖像表達感受，感受也值得被承接。正向回饋能在不強調創作技巧的模式之下，肯定自己的創作表現，進而獲得自我概念與自信心。

　　然而，「畫得很好」、「畫得很漂亮」、「畫得很美麗」這類的形容詞不大能引起創作者之共鳴。如果創作者心裡覺得自己畫得不美麗、不漂亮，也自認為不會畫畫，則這類正向回饋的形容詞可能帶來反效果。有人會認為這是對創作能力的諷刺，有人感覺到藝術治療師不用心的隨意回應，也有人會認為藝術治療師只是為了安慰自己創作能力不足而已。因

此，正向的回饋並不建議使用具有美醜評斷的形容詞。

　　根據上述，客觀的描述之後的具體正向回饋，比較能夠讓創作者聽聞則相信。例如：「我聽見你強調了畫面中央的花束，看見你下筆的線條很淡，呈現了朦朧的氣氛」或是「你說中間這隻變形的貓是一個神奇的角色，我看見你用很重的筆觸和交錯的混色線條填色，讓這隻貓擁有一身奇特的色彩」。

　　由以上兩個簡單的句子可理解，客觀的描述後面的正向回饋必須是根據作品上的客觀性所延伸出來形容。與其說這是正向的形容，不如說是具體指涉客觀描述的對象之表徵特質，但說出來的形容必須讓創作者感覺到自己有能力以藝術語言表達，也必須讓創作者願意說更多、畫更多，更相信自己有能力處理藝術表達的一切問題。

　　這個透過作品回應的方法如果做得好，能幫助建立關係，讓創作者願意相信藝術治療師能接納自己的作品，並且承接作品表達出來的情感。有人在這個方式的互動之下，感受到被同理，認為治療師能夠理解作品中的非語言情感，等同能理解他的感受。有人覺得大大的被支持，尤其對於自己作品沒有太多自信的人，相信治療師能看出他作品當中的具體優點。有人則認為治療師可以具體而正面的形容自己作品的樣貌，看到自己都不了解的優點，因而感覺溫暖與備受重視。

藝術介入會談的洞察階段

　　洞察階段是一個重要的覺察時刻，在經驗探索階段的自我理解之後，需要有良好的安全感，並獲得支持與同理，才能有勇氣經驗更深層的探索與覺察。Hill[14]在助人技巧的教科書中說明，探索階段的技巧時常能讓個案獲得覺察，但進入洞察階段則是新的覺察階段。洞察階段是基於心理分

析理論的基礎，以「潛意識意識化」為目標，讓個案對自己達到深層的理解，覺察則成為後續行動改變的起始動機。

如前所述，以藝術為輔助工具的藝術心理分析取向之藝術治療可能透過探索作品，有機會巧妙的跳過防衛機轉，達到覺察的目標。這一點可能許多實務工作者能夠體會，卻沒有具體明確的技術或訓練方式。確實，許多個案在探索階段的客觀描述當中，自己可以連結象徵意義，或是在還沒有完全進入洞察階段時，因為象徵性表達的探索，就自己連結更深刻的覺察意義。

然而，這樣單純的連結自我意義，可能並不屬於跳過防衛機轉的覺察。防衛機轉是個有趣的心理保護機制，心理上還沒有預備好要看，怎樣都看不出來。這類創作者有時可以將圖畫內容連結個人生命經驗，卻無法對自己擁有更進一步的理解。這部分還是需要透過治療師帶領探索，才比較有可能獲得深刻的自我覺察。

藝術介入會談時，透過藝術作品探討創作者的心理內在意義。由於「作品是自己畫的，意義也是自己投射出來的」，藝術治療師似乎只要支持與鼓勵，「一切都是自己建構出來的」，凡事由創作者自己說出來。此觀點彷彿明示暗示助人者「不太需要進入洞察階段，或應用到可能激起較強烈感受的挑戰、解釋、洞察問句、立即性等技巧」。「一切都能自己說出來」，所以助人者不需要透過挑戰找到矛盾點，或是透過解釋讓創作者更了解自己看不到的層面。

治療師與個案的關係，是一個敞開心思的親近關係之交流，治療師需要營造良好安全情境，並能建立信任關係，才能幫助工作對象打開心房願意探索。洞察階段的覺察，面對抗拒議題又需要應用挑戰與解釋技術時，需要有大量的同理與支持，才能幫助工作對象有勇氣繼續探究下去。

這一點，藝術作品的具體真實，有時會快速觸及深刻議題，更是需

要一個極為良好的安全情境。縱使創作技巧平凡的藝術作品，可能因探索與投射而帶來巨大的「視覺衝擊」，讓創作者在自己的作品中找到能深刻探索的議題。此處所言之視覺衝擊，指的並不是藝術作品本身的視覺衝擊性，而是其中帶來的意義衝擊著內在想像，帶領創作者深刻探索自我。

藝術作品是個良好的涵容者，涵容了覺察過程可能產生的各種複雜感受，作品同時也溫和的承接了面對抗拒議題時的感受。簡而言之，圖畫是自己畫的，內容和象徵是自己發展出來的，治療師只是支持與鼓勵，覺察的內容就自己認了吧！此時，作品本身的內容似乎不是最重要的事，創作者看到什麼、投射了什麼，成為繼續探索的目標。也就是說，此時藝術作品成為心理治療的工具。

以Hill的說明而言，一般口語治療也可能在探索階段獲得一些覺察，從作品中自然獲得的連結與初步的省思，應屬於這類探索階段的覺察。這類覺察，經常是工作對象心知肚明，但不大想面對的困境。或是自己知道卻沒有想到對自己的影響多過於自己想像，通常都會說，「原來我隨意畫的都沒有想到，竟然出現在這裡」。

洞察階段透過挑戰、解釋、洞察問句、立即性等技巧，可以在同理與支持的情境之下，獲得更深刻地覺察省思。這類深刻覺察，需要治療師與個案以工作同盟的模式進行。治療師有如帶領探險的導遊，帶著個案拿著探照燈在地裡隧道尋寶，到底有多少大小路徑，路徑如何交叉相連，多少角落能探察到什麼樣的寶藏，有賴治療師的經驗與個案面對潛意識的勇氣。

透過藝術的挑戰與開放問句

挑戰（challenges）為的是找出個案未覺察、不想改變或矛盾的想法。這些想法通常個案不知不覺的描述著，對治療師而言，聽到矛盾點後，若能判斷個案已經準備好有足夠的心理強度接受挑戰，先要能大量的同理對

方的處境，並已培養了良好的信任關係，才不至於在挑戰過程，面對太過抗拒的個案。

藝術治療個案描述作品的過程也可能出現一些矛盾的思維，例如作品表徵當中，視覺焦點的重要主題、造型或色彩，創作者偏偏忽略不談；或是作品上有個明顯的結構，但創作者說：「那沒什麼，只是隨便畫的」。根據這些線索，若個案在探索階段尚未準備好談這些，不同的作品可能重複出現同樣的議題，藝術治療師可以先記得這些訊息，直到創作者願意更多的思考各種象徵性表達之間的關係時，可以用挑戰技巧提出討論。

挑戰是直接指出個案矛盾狀況的肯定句，但開放問句提供個案自己找到矛盾點的機會。如果能夠應用洞察的開放問句，請個案思考其所描述內容的不一致之處，也可能獲得覺察的內容。藝術治療時，如果請創作者思考：「我留意到你有好幾次在作品上畫了開心微笑的人，但都說了些不太快樂的事情，我們一起看看圖畫，不知道你有什麼樣的想法？」尚未準備好要探討這個矛盾的創作者，可能會回答：「我只是隨便畫畫而已。」願意思考的創作者可能會回答：「我怎麼沒有留意到我畫了這麼不一樣的內容。」

挑戰創作者在作品上的矛盾議題時，得要有良好的作品觀察力，也要能仔細應用現象學對於表徵的客觀描述，將焦點聚焦在創作者身上。此時對於作品矛盾細節的客觀描述，有助於創作者再次仔細的看作品。例如，以客觀描述挑戰創作者的創作思維：「我看到你的作品當中，撕貼了大量的黑白圖案，交錯相疊的貼在一起，看不到每一張撕貼圖片的輪廓線，卻在右下角仔細剪貼了一個彩色小船。你說明作品的時候好像忽略了這個部分，現在請你把作品拿遠一些看著整個畫面，再仔細的看看作品，想一想這艘彩色小小船和整件作品之間的關係？想一想對你的意義是什麼？」

若是用作品表徵來找作品上的矛盾之處，或可以由作品表徵上的矛

盾性質來看這個議題。例如，大小比例懸殊的造型、色彩或各種對比的形式、圓弧或尖銳的線條等，這些圖像上的對比特質，可比擬並探索矛盾的象徵意義。然而，探索這些象徵意義時，若以覺察的開放問句輔以好奇的態度，創作者有可能樂意分享而較不會引起被挑戰的防衛感。作品上的對比特色都是被創造出來的具體存在，視覺所見並賦予意義時，是創作者自己投射出來或是探索獲得的結果。藝術治療師在此刻更能立足於輔助探索的角色，支持的態度更是實踐了Kramer所言之輔助自我的角色。

藝術介入會談的解釋

許多人以為藝術治療等同解析圖畫，以為藝術治療師有極大的能耐能幫助解讀作品，治療是可以帶著答案回家就理解自己的事。試問，縱使解答是正確的，獲得答案之後呢？人生有了解答就更美滿？萬一解答的內容有偏差，創作者聽了願意接受嗎？

我們的視覺經驗影響作品的產出，因為作品的符號語言一部分來自於生活環境的視覺刺激，或是過去的視覺經驗整合出來的造型與色彩。作品中帶有許多文化意涵，若單純的解讀，可能無法獲得真正的意義，也可能因為錯誤解讀而把治療帶入錯誤的方向，難以產生具體的治療效能。

解釋，是諮商會談中的重要技術，是以心理分析理論為基礎的理解。解釋技術進行時，並非沒來由的解釋個案的狀態，而是收集與理解個案探索時的各種資料與線索之後，透過解釋技術讓個案對自己產生進一步的覺察。解釋的內容通常是超越個案當下自我覺知或承認的內容，透過解釋能提供個案對自己的想法、行為與感覺產生新的意義與理解。進行解釋技術的時候必須充滿同理與溫暖，以溫和的態度解釋，以確認個案能夠理解。

既然諮商會談應用解釋技術，藝術治療當然也會有解釋意義以提升覺察的技巧。然而，這個技巧最常被誤解為圖畫分析，以為對作品符號的象

徵意義或是更多與個人狀態連結的解釋，只是因為藝術治療師戴了分析的眼鏡，看一眼就能理解創作者心裡想什麼。或認為藝術治療師擁有分析的思維，能從作品中清楚看到創作者的問題。

再次重申，藝術治療師真的沒有分析他人圖畫的能耐。

圖畫分析不是藝術治療過程最重要的事情，傾聽與理解，支持與同理，探索與覺察，都比圖畫分析來得更重要。藝術治療師的解釋，和諮商心理師一樣，都來自於個案分享的探索之內容。當治療者對個案有越多理解時，就越能幫助創作者找到象徵的新意義，幫助創作者用新的眼光看自己的問題。

以藝術作品為媒介的解釋

以下用兩件表達對新冠肺炎感受的作品，說明藝術治療過程的解釋。

圖2-15《媽媽的保護》這件作品的左下角畫了一個背對著右方的紅衣長髮人物，看似抱著一個綠衣服的嬰孩。人物上方有幾個看似簡化的高明度低彩度的病毒造型。右邊有很多大大小小張開的嘴巴，脣形較為尖銳，最大的甚至有著綠色尖牙。左右靠近紙張邊緣的深藍色線條，似乎是一個巨大的口罩，罩住了所有的東西。

創作者雅萍表示，新冠肺炎防疫的初期，心中有許多的擔憂。畫面上的紅衣長髮女子是自己，抱著孩子擔憂孩子受到病毒的傷害。上面那些淺色的病毒造型，巨大且彷彿會不知不覺入侵周遭。右邊的那些嘴巴，一方面是大家需要口罩的嘴，另一方面，彷彿就是雅萍周圍各種要她保護孩子的親友聲音。雅萍的孩子還小，她知道要孩子長時間戴口罩有難處，卻無法抵擋親友的耳語。她只好抱著孩子想辦法遠離那些干擾情緒的聲音，心裡甚至想要他們戴上口罩別說了。她身為母親，最重要的是想辦法保護好孩子的健康。

這件作品的紅色嘴巴無疑是畫面上最凸顯的造型，大大小小的分布在右半邊。唇形尖銳的樣子，更多的是連結到批評的聲音，似乎不是需要被保護的眾人之口。巨大的口罩把所有的東西都罩在一起，但帶有危險感。左下角的紅衣母親，似乎也用全身的紅色來表達自己高漲的情緒，緊抱著孩子，努力保護著小孩的安全。

　　以上這段文字的理解來自於畫面具體的客觀內容，加上雅萍的自我陳述，歸納整理出來的重點。如果要把上述內容歸類為圖畫解析，太過於牽強。作品表徵來自於作者，表徵之象徵意義也來自於作者的說明，上述段落不過是歸納表徵與象徵，嚴格說來只是重述一遍而已。但許多創作者聽到這樣的內容會以為老師很準，但真的只是歸納整理而已。想要對作品獲得深刻理解的解釋，應持續探索出現在畫面表徵之下的象徵意義，在表徵

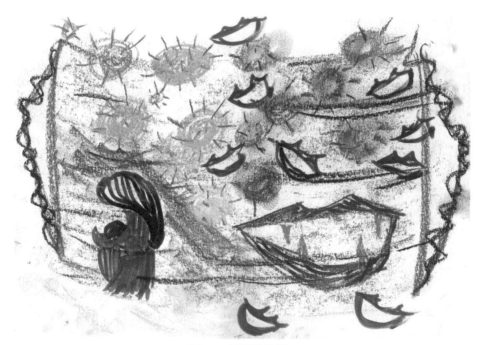

圖2-15 《媽媽的保護》

不可見的內容中探索具有切身相關意義的內涵。

　　這件作品探索的過程，理解雅萍身為幼兒的母親，面對新冠肺炎的社會狀態，自己心中充滿焦慮，帶孩子的過程時常不知如何是好。再者，孩子幼小，許多事情無法自理，母親的付出成為孩子健康的重要因素。親友之言凸顯了雅萍周圍有許多批評她帶小孩方法的聲音，給雅萍帶來許多壓力。這些尖銳的批判之嘴，可能來自於誰？可能有那些內容？何以給予認真付出帶孩子的雅萍批判的言語？

　　個人重要議題可能包裝在新冠肺炎的情緒表達和圖像語言之下，出現的新觀點可能與孩子的身心狀態、雅萍對孩子的關愛、以及透過圖畫表達眾口鑠金給她帶來的壓力有關。這樣的解釋能讓雅萍對自己產生進一步的覺察，發現照顧孩子的壓力可能已經給自己形成了一個需要處理的心理議題。

　　圖2-16《媽媽的關心》是另一個案例，圖畫表徵依然以表現新冠肺炎的感受為主題，作者是雅蓉。作品有個簡單的三角形構圖，中央是雙手往上伸出碰到黑色色塊的藍色人形，下方左右兩側則各有畫了局部身形的紅色人形。背景主要以灰色粉蠟筆線條塗鴉而成，藍色人物的左右兩側各畫了簡單的水龍頭和噴水器。

　　雅蓉說明這件作品的藍色人物是自己，在預防新冠肺炎的時候，天天忙碌於洗手和噴酒精消毒。底下兩個手伸向她的是居住在另一個城市的爸爸媽媽，非常緊張的耳提面命要注意各項事務。這些事情讓雅蓉感覺到爸媽熱情關心帶來的壓力，彷彿無論她怎樣努力，爸媽依然急切的提醒很多事情。

　　這件作品的表徵內容，相對於圖2-15《媽媽的保護》而言簡單許多。根據雅蓉的描述，似乎單純的只是要說明肺炎防疫期間，遠在另一個城市的父母，透過各種社群軟體和電話，對她付出關心卻帶來壓力的圖像。左

右兩個人紅色的手往上伸，覆蓋於藍色人物身上的相同顏色似乎說明了雅蓉接收到了父母發出的訊息，讓她更努力的做到防疫該有的動作。

　　對談後更多的理解這件作品時，出現了初步之表徵與象徵說明沒有觸及的部分，這部分大約與父母對雅蓉學業表現的要求有關。這個議題的出現，讓雅蓉意識到父母遠在另一個地方，對表現的要求如影隨形，讓她一刻也不得放鬆。畫中藍色人物面對的黑色可能與學習挫折有關，可能表示雅蓉努力達到父母的要求，卻可能因學習之挫折而感到不知如何是好。

　　上述內容說明了創作者對圖像表徵與象徵的說明，可能只是意識之下的理解，也是創作時主動形成的主題。然而，個人潛意識的重要議題在作品的表徵之下，能透過探索逐漸浮現。上述例子皆說明了圖像的客觀表徵與主觀說明的象徵之下，可能藏著潛意識的重要議題，在足夠資料的情境

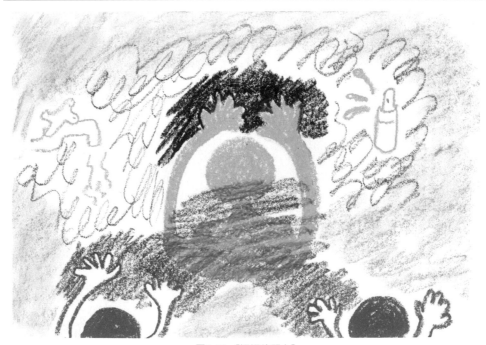

圖2-16 《媽媽的關心》

之下，透過探索之後的解釋，可能幫助創作者達到覺察的新境界。

新意義在解釋形成的同時，圖像的工具性成分增加，解釋成為重要議題浮現的橋梁。此時的解釋讓心中重要議題浮現，並將覺察帶到更深刻的層次，是潛意識意識化的過程。治療師的溫暖包容與同理，能幫助創作者願意揭露隱藏於表象之下的議題。

藝術介入會談的行動階段

諮商治療的行動階段主要基於認知行為理論，以行動改變為目標，因此應用放鬆技術、行為改變技術、行動演練、做決定等各種技巧。理論上，覺察之後可能產生較強烈的改變動機，因此，心理治療過程，當個案想要改變時，諮商師需要協助與支持改變過程帶來的各種情緒。然而，這部分在藝術治療的實務應用上似乎較少觸及。

創作本為問題解決模式的建立，是打開潛意識世界探索的行動方案。從一開始決定畫什麼的時候，得要解決畫面構成的問題、媒材控制性與表現性是不是自己要的風格、畫面的造型與色彩等組成之非語言表現能不能展現自己想要的畫面表徵。這些問題在創作行動中發生，為了讓自己更能表現自己想要的內容，畫面內容的改變也可能不斷發生。

有時候對於畫面改變的引導來自於藝術治療師，透過對於畫面大幅變動，經驗改變歷程的挫折容忍度，探討其他與改變相關的議題。作品改變的過程，若是內在強度不足的創作者，極有可能在改變的過程中直接放棄，或想要保留創作主題，或重新找媒材開始新的作品。此時，若以設限（set limit）的方法，限定只能透過修改作品成為可以接受的樣子，則修改過程的容忍、問題解決的思考、改變時的接納等，則形成許多與改變的行動有關的各項議題，能提出具有個人意義的探索內容。

心理治療不盡然為了改變而做，傾聽與被了解本身具有心理療效。深度的覺察也能帶來自我認識之了然覺知，因而知道自己的情緒與行為的狀態。改變的行動有時發生在個案覺察之後，主動而為的改變。有時候也不一定進入改變的狀態，反而是在高度覺察之後產生對自我的接納與理解。

藝術治療探究作品的歷程也是如此，從作品的客觀描述與陳述意義，到探究象徵意義並進入更深度的覺察，都能讓創作者感到自我理解的深刻滿足感。自發創作之下的作品能提供許多值得探索的訊息，縱使潛意識內容浮現時，有時並不舒服，但創作的自主性與內容自發形成的過程，能讓創作者感受到對於內在議題發生時的自我主控性。簡言之，縱使覺察有一點辛苦，終究是自己表現出來與自身切身相關的議題，不是從另一個人強加解釋而來。

相對的，若不了解創作者背景或治療目標的圖畫分析，可能在還沒有開始探索的初步就落入給答案的窘境。但我們都知道，若對自己沒有深刻的探索與理解，別人給的答案，一來可能不承認也不願意接受；另一方面，直接建議的行動方案，可能是創作者尚未準備好而無法執行的方法，也可能尚無能力改變，或是根本不相信這樣的行動方案可以幫助自己。因此，再次說明圖畫分析給答案的無用之處。

部分創作者在藝術治療的最後，深切體會畫圖給自己帶來深刻覺察與自我接納的好處，想要繼續畫下去。有些人開始想要學技巧，會找尊重個人創意與技術發展的私人畫室。有些人選擇兒童畫班，學習和小朋友一起畫畫。有些人則買一本空白圖畫本，有空的時候自己塗鴉寫視覺日記。無論後續什麼樣的表現方式，藝術治療結束時，工作對象如果更喜歡創作與表達，這是很棒的事情。

最後，整理一份諮商技術與藝術治療可能用到的方法兩相對照，供實務工作者參考。

藝術會談之技術整合

諮商技術	諮商技術說明	藝術會談的整合技術
專注	語言和非語言之表情與身體姿態展現專注的態度。	除了語言和非語言姿態的專注之外，專注觀察個案描繪作品的過程。
傾聽	傾聽個案所言。	傾聽個案所言，特別留意個案描繪作品過程特別強調的作品內容，以及完成作品後聚焦說明之處。
觀察	觀察個案動作姿態等非語言訊息。	觀察創作過程之語言和非語言表現，尤其是觀察創作行為，對於仔細描繪、忽略、重複塗抹修改之處特別留意。
重述	以精簡且意義相同的句子歸納個案所說之內容。常用句型為：「我聽見……」	個案畫完邀請個案說說自己的作品，重述內容時，同時應用客觀描述法，簡單描述作品。句型可用：「我看見……」
摘要	簡摘個案所說之多項重點的內容。	對作品整體樣貌進行摘要性的整理，比較接近整體風格的歸納，須避免評論作品。
想法的開放問句	會談初期透過想法的問句讓個案說明自己的狀態，諮商師則藉想法問句收集資料。	若前面幾個技巧聚焦在描述作品，則想法的開放問句或可稱為「形式分析之開放問句」。前面幾項諮商技術處理的是作品的表徵，若個案無法清楚說明作品表象，則可透過詢問有關作品外在形式的開放問句，幫助個案更仔細的觀看自己的作品。
情感的開放問句	感受逐漸浮現時，問感受能讓個案清楚自己對問題的感受。	創作過程通常不會想太多如何表達感受這類意識控制的畫面，直覺自發的狀況之下感受自然流露在作品上。感受屬於作品表徵之下的重要意涵，詢問作品表達的感受可幫助個案與自己的感覺連結。一般而言，色彩可能與感受表達較為相關，下筆重度和情緒能量的表達較為相關，可針對這兩個元素進行對談。
探問	探問屬於開放問句的一種，但內含較具有助人者的具體意向性。已經約略理解問題之後，引導個案朝某個方向思考的問題。	應用藝術進行探問時，一方面因作品的具體形式，比較容易找到探問的方向。另一方面，由於藝術作品的多元面貌，若無法看出作品中的重要焦點，或是整合個案所言與所畫，也很難問出好問題。好問題可能讓個案在探索時期產生對自己的覺察與深度理解，由象徵意義連結個人意義。
情感反映	情感的重述與回應。	情感的重述與回應，或是回應個案說明作品時觸及之感受。
同理	同理感受。	同理感受，另加上同理個案創作過程感受的一切。

諮商技術	諮商技術說明	藝術會談的整合技術
挑戰	探索時期挑戰個案裡外不一的技術。挑戰之前必有建立良好關係，並能大量同理，協助個案有力量真實的面對不一致。	不一致有時候直接出現在充滿畫面張力的圖像上，或是在創作過程即可觀察到。由於作品具體可見的形式，有時個案很快的會發現不一致而覺察個人狀態，甚至不需要應用到挑戰技術，即可讓個案自己發現問題。應用挑戰技術時，因為有作品當成緩衝，挑戰的衝擊性較低，比較容易讓個案願意面對自己的狀態，畢竟已經呈現在畫面上了。
解釋	當個案無法清楚自己的問題，無法覺察且無法統整歸納時，應用解釋技術協助個案更清楚個人狀態。解釋之前必須擁有良好治療關係，且需要大量同理，以避免引起強烈抗拒或否認。	解釋技術在藝術介入時，並非分析作品。如同諮商技術，是協助個案覺察問題的方法。然而因為作品加入會談的過程，時常產生「分析作品」的誤解。藝術會談的解釋內容，若資料足夠，縱使沒有作品，也能透過會談內容獲得解釋的資料。透過作品的解釋整合了個案所說所畫的內容，協助個案擁有原來未知事務的進一步覺察。若沒有前面會談的過程就直接應用圖畫進行解釋，一來可能引起很大的抗拒，二來個案可能從此不想畫畫，會是沒有效果的技巧。
洞察的開放問句	透過問句讓個案能回答具有覺察意義的回應。	透過作品詢問具有「象徵意義解釋之開放問句」，能幫助個案進一步探索自己和作品之間的關係。
放鬆練習	放鬆技術幫助改變過程的擔憂與焦慮能獲得緩解。	可配合視覺化默想，畫出具有情境意義的圖像，除了深度覺察之意義以外，也能探究各種相關的行動改變之議題。
行為改變的方法	訊息提供、提供回饋、過程建議、直接引導、策略表露、行為預演、角色扮演	原則上，創作歷程還是偏向把各種改變的決定權交給創作者。行動的改變可配合培養創作問題的解決能力，在問題解決思維的過程探究行動改變的意義。
作決定	澄清價值、平衡單、決定增強物	創作的每個步驟，從選媒材、選創作題材、選作品風格等各個步驟，都必須一再的作決定，不一定等到行動階段才演練作決定，而是在整個過程中體會就決定的自主權。
家庭作業	將治療歷程探討需要應用於生活中的事情，直接應用於生活中，以增進改變的動力與可行性。	視覺日記（visual journal）是藝術治療時常進行的家庭作業，鼓勵工作對象以圖像日記的方式記錄每天發生的事情與感受，後續與治療師探討其中意義。

藝術治療學習內容的思考

　　與其他發展已經很長的時間也很成熟的專業相比，藝術治療尚屬於新興專業。因此，整合其他領域的專長學科很重要。例如，沿用心理分析對於心理治療的潛意識意識化之概念、Lowenfeld的繪畫心智發展提供基礎評估的內容以及他提出來應用在藝術教育領域的藝術教育治療概念、心理衡鑑概念應用在藝術治療歷程的評估架構、藝術學領域的藝術心理學能幫助理解畫面結構與視覺心理、色彩學幫助從色彩的科學觀點以更能理解作品的色彩與情緒表達的關係、藝術創作本質的自主自發創作概念、諮商會談技巧應用於藝術介入會談的理解，以及近年腦神經科學對創傷藝術治療的理解，同時協助失智症與其他腦傷相關患者創作內容的理解等等。以上可知，藝術治療是一個跨領域專業，並在多於半世紀的發展中，形成獨特的核心架構以及治療價值觀。

　　這個專業在專業培訓有幾個部分，包括發展、人格、變態、諮商理論等基礎心理學課程、創作類課程和藝術理論類課程、藝術治療核心課程，以及最後很重要的實習與督導。整合不同領域的同時，讓來自於不同領域的學習者皆有機會補自己的不足而走入這個專業領域。

　　根據這幾年的專業教學經驗，無論是教授藝術治療課程或是諮商專業課程，都發現一個有趣的現象。來自高等教育學習領域的學習者想要進階學習藝術治療時，對於透過藝術創作進行心理探索皆感到高度興趣。進階學習不可能只停留在「畫畫＋分享」的初級分享，雖然這部分是一開始學習的時候最好玩的部分。接下來的理論根基與實務培訓都是有難度的課程，讓學習者十足感受各樣的挑戰。

　　藝術背景的學習者對作品的觀察力很細緻，對於藝術現象之造型、色彩、構圖、線條品質等藝術元素的理解很不錯，也很習慣使用圖像表

達。開始學習的時候，會發現視覺圖像的表達很自然，但用語言陳述時卻可能受限而無法清楚描述自己要說什麼。很多時候藝術背景的學習者會問，到底怎樣能更有效的透過藝術和工作對象說話？當然，這需要有結構的學習，且需要很多練習，因為這類對談方式並不常用於一般日常生活。對此，藝術背景的學習者眼力雖佳、投射性對話和語言會談能力卻有待加強，更需要補足心理學相關知識，同時需要了解自己的個人狀態對於治療歷程的影響，學習客觀理解作品的方法。

再者，繪畫背景的學習者常常因為過去的繪畫學習經驗，容易在不知不覺之間想要讓創作者畫得更「好」一些，誤以為好看的作品等同心理昇華作用。又或者是誤以為不看技巧就是抽象畫，因而鼓勵描繪抽象色彩的表達，忽略了藝術本質之自發性創作的概念乃由創作者自由決定自己要用什麼風格。上述，說明技巧的需求無論如何都存在我們心中，無可厚非的是，畫得美、畫得賞心悅目的作品，確實讓人在視覺上感到愉悅。藝術治療不看技巧這件事情並不僅止於美與寫實，而是強調創作者個人對非語言表達的需求，需在不強調技巧的情況之下，由創作者自由展現想要的風格，鼓勵對方勇敢表達。

對於心理背景的學習者而言，通常擁有良好的心理學背景知識，學過會談的助人技巧和團體理論與實務，更擁有發展心理學、人格心理學、變態心理學，以及各種心理學理論的相關基礎心理學內容。心理背景的學習者能良好的理解並領悟藝術治療的歷程，然而，心理背景的學習者遇到藝術作品探索時，時常會卡在如何看畫這件事情上，擔憂自己對作品的觀察力不佳，害怕自己看不到重點，或甚至是圖畫作為良好工具的情況下，還是聚焦在口語探索的內容。

對心理背景的學習者而言，會擔心自己無法完全明白藝術元素，這是很正常的。心理背景的學習者需要花時間仔細觀察作品並思考作品，學習

理解藝術並與藝術共處，培養敏銳的鑑賞眼力。有關作品的理解，可以透過時常接近藝術，如看畫展等，從專長為藝術表達的藝術家身上學習，便能對作品的視覺特質更為敏銳。

除了觀看的練習，心理背景的學習者之媒材應用經驗較少，可能常常受限於要帶什麼活動，要準備什麼素材等，忽略了藝術家創作時。通常自己能找到幫助表達內在真切情感的媒材。此時絞盡腦汁想活動方案的同時，宜多留意自發創作在藝術治療時的重要意義，提供多元媒材讓創作者選擇，可能比設計一個有結構的藝術活動要來得更有效能。對媒材應用有興趣的讀者，可參閱Liebmann的著作《藝術治療與團體工作》，中文版由賴念華翻譯[15]。

無論是上述美術背景或心理背景的學習者，或是對藝術治療有興趣的其他領域背景之學習者，通常都對於應用藝術探索自我擁有高度興趣。由於藝術治療的跨領域整合之特質，無論來自於哪個學習背景，加入這個領域之後，凸顯了增補其他領域學習的必要性，同時也因學習者過去的多元背景而能協助拓展領域的視野。努力學習客觀理解藝術作品的同時，自己的創作經驗和藝術探索經驗也很重要，皆能幫助學習者在體會這個歷程的同時，增進專業工作中的同理共感之理解。

注釋：

12 Betensky, M. (1973). *Self-discovery through self-expression: use of art in psychotherapy with children and adolescents.* Springfeld: IL, Charles C Thomas Publisher.

13 這裡的參考書籍為：Hill, C. E. (2017)。助人技巧：探索、洞察與行動的催化（第四版）（林美珠、田秀蘭 譯）。臺北：學富文化。

14 同注13。

15 Liebmann, M. (2013)。藝術治療與團體工作：實例與活動（賴念華 譯）。臺北：張老師文化。

圖解藝術治療歷程

　　許多人對於藝術治療書籍描述藝術治療發生時，到底做了哪些事情，感到十分好奇。教科書上的內容通常是選件，根據理論取向說明個案心理歷程的方向，輔以作品說明。對學習者而言，書中所寫的理想情境，很難與現實發生的案例想在一起。藝術治療因創作活動與作品的獨特性，呼應了每個個體的獨特性。每個案例之作品發展縱使不盡相同，以下圖解這些共通的原則。

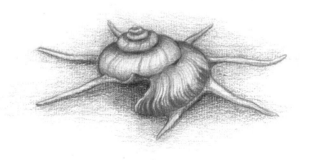

藝術治療的整體歷程

《藝術治療歷程圖》精簡了治療發展的歷程，從一開始的評估，到信任感建立之前可能發生創作過程測試治療師的行為，經歷設限與安全感建立後的表達方式。治療同盟的建立，讓創作者更勇於以圖像表達感受，經驗深層的覺察並獲得自我理解與接納。這整個過程中的各種創作語言，皆透過自發創作與自由表達的形式，讓創作者經驗自主性的創作歷程，不必擔心被批評。治療歷程的創作經驗有別於治療室以外的表達模式，不強調技巧，也不需要擔心被美醜的價值觀批判。新經驗由治療室的體驗可能延伸到一般生活，逐漸建構成新的概念。然而，結案的討論可能帶來分離焦慮，創作者可能感到離開治療就無法創作，象徵著離開治療的不安全感，治療師需帶領創作者努力克服這一點，並讓對方學習為自己負責。結束時，帶著治療歷程的所有作品回家，因作品的具體存在，能幫助這位創作者未來瀏覽作品時，更容易連結藝術治療室所建構的新經驗，讓自己在生活中保持良好的心理狀態。

藝術治療歷程圖

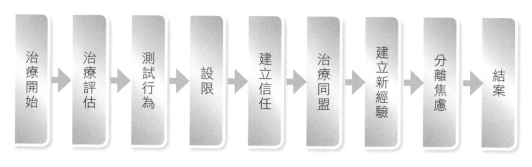

治療開始　→　治療評估　→　測試行為　→　設限　→　建立信任　→　治療同盟　→　建立新經驗　→　分離焦慮　→　結案

請讀者思考：每個藝術治療的歷程都這麼順利？

藝術治療的開始

　　諮商會談開始時，以「場面構成」簡單說明過程中要做些什麼，讓接受幫助的人能對心理治療情境有基本的理解，並感受知後同意的安全感。知後同意和保密協定是目前在治療情境一開始必須要做的事情。這部分內容在許多諮商與心理治療的書中都有詳細說明，此處不贅述。

　　藝術治療因藝術應用於心理治療中的特色，多數接受藝術治療服務的人並不清楚進行的過程，在一開始要有知後同意的說明。通常要簡單的告訴來訪者，過程會畫畫，可以選用自己喜歡的媒材創作任何想要表達的內容，並且以不強調技巧的自發性創作進行心理治療。這些簡介可以幫助接受服務的對象，理解自己的作品在過程中不會被批判，也能夠自由的表達自己想要表達的內容，多數個案了解之後很能接受。

　　有時候，來訪者主動選擇以藝術治療的方法接受服務，這類工作對象大多對藝術治療有一點點的理解。然而，部分工作對象以為接受藝術治療時，自己的圖畫會被治療師分析而能立即獲得人生的新意，此時通常要花點時間說明分析圖畫的各種可能性，讓對方接受創作探索的方式。這些工作對象有時期待治療師「分析」圖畫，多過於想要自己探索。開始進行作品探索時，他們會發現自我探索的重要，開始能理解分析圖畫不是自己要的。他們時常很投入，覺察的成效也很不錯。

　　部分工作對象無論如何還是很擔憂自己的創作能力，怕畫醜畫不好，怕畫不出自己的意思，怕不會使用媒材，怕說不清楚作品中的意義等等。一般而言，這類對象需要多花點力氣鼓勵與支持，不斷說明藝術治療並非從技巧與美醜判斷作品優劣，需要使用許多「客觀描述與正向回饋」的方法，讓對方相信自己是有能力的創作者。

　　和其他所有學派的心理治療一樣，藝術治療一開始時要與工作對象建

立關係，在擁有良好安全感之後才真正能進入探索與覺察的情境。以下這個圖說明藝術治療開始時，但工作對象還沒有預備好要透過圖像表達，或是在安全感還沒有建立之前，有可能出現在創作行為中的狀況。

當創作者未覺知自己尚未預備好進行創作探索時，可能畫僅是形狀顏色的抽象畫。通常只展現了色彩線條和大片塗抹的無造型內容，很難判斷裡面的意義。因為抽象畫傳遞難解訊息，潛意識知道這樣能保有秘密不流洩出來，既然無人能懂，就是十分安全的表達方式。有時候，極度寫實的作品形式是另一種極端，因為太像了而少了點自我情感與象徵性議題。一線兩端之一端抽象一端極度寫實的風格，總還有些可以探討的內容。僅僅展現少量的圖像內容，卻無法發展出象徵性意義，可能也屬於抗拒的一類。

「抗拒」這個心理機轉沒有對錯，可能發生在治療情境中的任何時刻。心理分析學派認為抗拒是必須要處理的事情，可能在探討抗拒的過程獲得深刻覺察，但必須要在足夠安全的情境之下探索。藝術治療初期對創作的抗拒，比較像是關係還沒有建立時，表達的安全感不夠，因此難以在陌生的藝術治療師面前真實表達。

如果藝術治療師能巧妙的營造安全表達空間，持續跟工作對象確認不強調技巧的非語言表達，並讓工作對象相信自己是有能力發展象徵性表達的創作者，則能協助其開始進入創作探索的世界。抗拒現象一般而言比較容易發生在青少年以上的案例，尤其是非自願個案，通常自願個案比較不會有這個問題。

另一個狀態是兒童特有的現象，當現場多種媒材讓兒童感受到如同玩具一樣好玩時，焦點就不會是創作，而是玩玩具了。這個玩一下、那個也玩一下，一下子拿這個、一下子拿那個試試看，因而無法產出作品。這個結果可能導致行為無法掌控的行動化現象（acting out），也可能變成胡亂

玩媒材的失控行為，專注力更無法投注在形成一件有意義的作品上面。

這類失控的行為在藝術治療開始時，可能轉變成引人注意與測試治療師限度的行為，此時如果沒有設限（set limit），可能會讓後續的創作引導很難進行。測試的行為包括跟老師吵不要畫、不會畫、畫很醜、破壞作品、一直說畫錯要求紙張重畫等各種干擾作品形成的創作行為。許多藝術治療師對這樣的行為感到頭痛，耗掉許多能量面對這些行動化的情境。

「設限」是一個很重要的概念。藝術治療情境中，透過藝術的設限包括說明如何良好的應用媒材、如何收媒材、如何在創作結束之後維持環境整潔等聽起來很合理的事情。為了創作而設限，比設立規矩要容易得多。

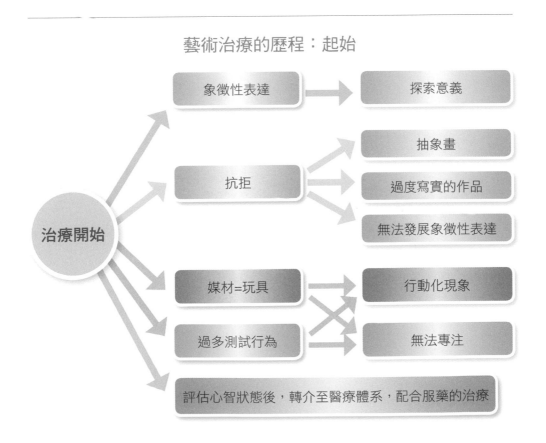

藝術治療的歷程：起始

不要這樣不要那樣、這個不可以那個不可以的「設立規矩」，很容易讓人聯想起過去被規範的經驗，但透過應用藝術媒材或創作上的設限，則可以讓創作者穩定的感受到表達的安全感。

　　當一個對自己的創作能力很沒有把握的個案要開始創作時，心中確實有很多需要同理的猶豫感與挫折感。此時，紙張的邊界彷彿象徵框架，幫助對方在框架中自由表達，有的案例甚至在紙張的尺寸中還要自己畫邊框或不斷的描輪廓線，自己設立框架來維護安全感。良好應用媒材的說明，可以讓初步嘗試特定媒材的個案，感到治療師對於媒材的熟悉而能勇敢嘗試，較不害怕自己無法掌握媒材特質。對於好動活潑的兒童來說，最後的收蠟筆或簡單清理場地，能幫助他們適應這個現實世界到處都有的規範，讓他們在收拾媒材時，體會自由表達之後回到現實世界的收斂感[16]。

　　設限並非限制創作的自由表達，而是幫助創作者在自由無限的創作過程，依然能感受到邊界的安全感。在紙張的邊框之內，能依循自己的創作思維自由表達，最理想的狀況是能夠自發性的應用媒材、色彩、主題、造型、內容等，展現自己的潛意識世界。然而，部分案例極度需要框架才能有安全感踏出第一步，此時，適切的引導非常重要。例如，簡單對談之後，開放問句問對方最想畫什麼？或給予一些視覺線索，例如塗鴉想像畫加以投射想像，或是應用圖卡引導更多創作的想法。

　　部分案例一開始表達想進行藝術治療，但開始之後發現個案或團體中的某位成員可能必須到醫院評估用藥較好。藝術治療師必須要有能力判斷工作對象的心智狀態，必要的時候要將對方轉介到醫療院所配合藥物治療。除非藝術治療師的工作場域在醫療院所，能夠在整體的醫療團隊之下共同照顧，否則轉介是最好的方法。

藝術治療評估

　　無論哪一個理論取向，心理治療歷程都需要進行評估，有評估才能設立治療目標，才知道要怎樣繼續下去。諮商會談的探索階段走了一陣子之後，會進行個案概念化的評估，試圖理解個案的問題和求助的動機，以及個案對自己問題的想法與感受，進而形成介入的意圖與治療目標。

　　藝術治療的評估和治療意圖與目標有關，但目前許多人以為藝術評估就是「房樹人測驗」或是「畫人測驗」。事實上，著名的藝術治療評估還包括畫樹上摘蘋果的人、雨中行走的人、畫橋、畫隧道、爬山圖，或其他具有象徵性意義的評估指引。這類測驗若是在良好的衡鑑程序下進行，除了用圖畫的結果評估之外，還要加上評估過程這個人的口語、非口語表達和創作行為。然而，大家可能都沒有想過一件重要的事情，創作是一件複雜的心智活動，藝術符號的表徵與過去的視覺經驗有關，也與認知能力和情緒表達或投射能力有關，圖畫的質性評量僅具有效度。

　　理論上，能減低誤差的標準化測驗要按照測驗被設計時的標準化歷程，然而圖畫測驗在不同地方進行時，很難找到一模一樣的紙張、尺寸、畫材等。再者，單純以視覺經驗而言，無論是「房樹人測驗」、「畫人測驗」或其他方法，大量的研究在北美洲進行，圖像內容多半來自溫帶地區特有的特色，真能應用在其他文化背景的情境之下嗎？例如，畫一棵盤根錯節的老樹在「房樹人測驗」中的解釋很有趣，但創作者可能只是大量練習中國文人畫當中最難描繪的老樹枯枝以及複雜的老根，並不如「房樹人測驗」的解釋那樣。測驗解釋必須要加入許多不一樣的考量，尤其投射測驗，可以獲得豐富的訊息，但不宜直接拿測驗結果來對照。

　　因此，藝術治療評估必須比照個案概念化的歷程，需要探索一段時間之後，治療師才有辦法在某個結構之下，歸納自己對個案的理解，因而能

形成治療意圖與目標。目前藝術治療評估沒有哪個標準化的作法，可以從創作和口語表達過程的認知、情緒、行為三個面向切入，下圖以生理、心理、創作歷程、作品四個向度說明評估的內容。

　　生理部分的評估通常來自於基本資料，包括年齡、性別、家中排行、身體健康狀況、認知能力等，這部分算是能比較客觀獲取的資料。心理部分的評估包括情緒基調、認知能力、心理社會狀態、人格狀態、心智年齡等，這部分的內容需要觀察或透過對話才能進行評估的資料，部分機構設計有制式表格供填寫。

藝術治療的歷程：評估

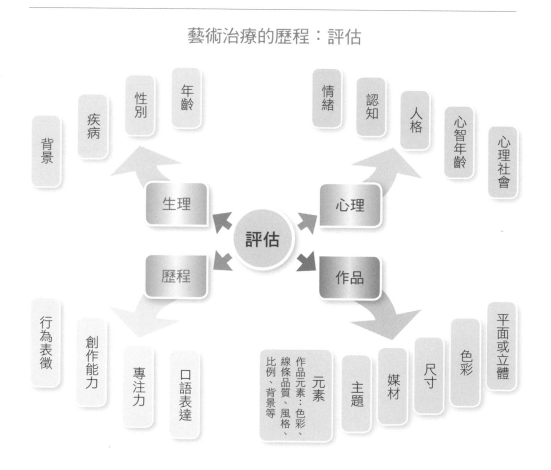

與藝術治療有關的部分是創作歷程以及透過作品的評估。創作歷程要觀察的是行為表徵、創作行為的各項細節、專注力的狀況、創作過程的口語表達以及陳述的內容等。行為表徵之意義是創作時所展現的動作姿態與整體行為狀態，是頭低低的害怕他人看到他畫的內容，還是口裡說著自己畫得很糟卻大膽的下筆，或是隨興弄亂弄髒場地，但對於自己作品的內容很在意。創作行為可能是特質的縮影，是了解創作者的線索之一，需要的時候可提出來與創作者共同討論行為的意義。

　　創作行為的各項細節包括選用媒材時的態度，有人這個拿起來看一看，那個拿起來塗個兩筆，卻一直無法下決定要用哪一種畫材。有人隨便拿起一種媒材，口裡說著用哪一種都一樣，然後隨興下筆。有人一定要用鉛筆打稿，而且不斷擦拭修改，但無論怎樣擦拭修改，其實改變都不大。有人可以大膽的在鼓勵之下，使用自己好奇且沒有用過的媒材。有人謹慎下筆小心著色，無法忍受不小心畫到邊框外面的色彩線條。各種創作行為都可以結合藝術作品表徵，共同探究其意義，成為覺察內容的基礎。

　　作品表徵之評估，在前面段落談過很多對話方法，主要不是要分析圖畫，而是在初始收集資料時，能有更豐富的內容幫助治療師了解問題，並與創作者討論，共同設立治療目標。作品表徵的各項元素例如色彩、造型、比例、構圖、尺寸、立體或平面等，都是提出討論與可能評估的內容。藝術治療師要能帶領創作者自然的談自己的作品，並能在探索過程建構意義而獲得覺察。

　　最後，要能在收集到上述這些資料之後，評估工作對象的狀況，理解求助的問題所在，並設立治療目標，才能有效能的幫助對方。

藝術治療中的信任關係

　　治療中的信任關係非常重要，否則，憑什麼要把自己的內在議題告訴一個素昧平生的專業陌生人？建立關係成了心理治療人員在開始協助求助者時，一件重要且需要經營的事情。建立好的關係才能讓求助者有足夠的安全感能說並且能探索。良好而具有信任感的治療關係，能逐漸帶向治療同盟（therapeutic alliance）的情境，讓心理治療更具成效。

　　信任關係在創作行動上有幾個可以辨識的樣貌。首先，可能會出現工作對象很能遵從藝術治療師帶領規範的現象。這些規範並非設限而來的規範，而是在創作上出現狀況時，能信任治療師的帶領而成功處理創作問題的過程。例如工作對象嘗試使用水彩，但水彩的流動特質導致這位創作

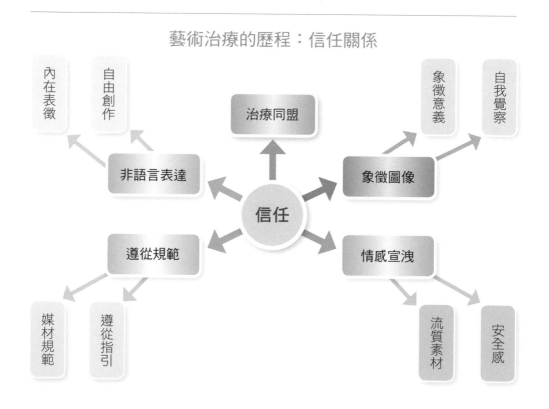

藝術治療的歷程：信任關係

者難以控制水分的流動，把畫面弄得不像他要的。挫折之餘，這位創作者能相信藝術治療師對媒材用法的說明，如何吸乾多餘的水分或用吹風機吹乾，或保留這個樣貌，或決定重疊顏色上去。這些指引並非對於作品內容的指引，而是處理創作過程帶來挫折的問題所發展出來的問題解決能力。換句話說，藝術治療師必須能靈活應變創作過程的各種狀況，當工作對象發生創作上的問題時，可以帶領對方在想要的創作風格之下，讓對方遵從藝術治療師的引導，並發展出自己的解決問題能力。

　　表面上是工作對象跟從藝術治療師的指引所發展出來的方法，但事實上是自己的能力帶來的問題解決之結果。藝術治療師在這個過程都不能協助動手、動筆、修改、給予太過於具體的意見，而必須製造機會讓對方處理自己的問題。如此一來，工作對象不但能增加對藝術治療師的信任度，且能相信自己是有能力解決問題的個體，內在力量同時也被建立起來。

　　好的信任關係與安全感能讓工作對象更願意冒險，嘗試沒有用過的媒材或是難以掌控的流動性媒材，更願意突破原來的創作模式，體驗新的創作方式或是創作主題。流動且難以掌控的媒材若是處理不好，很容易產生挫敗感，如果能在冒險過程突破原來對於流動性媒材的挫折經驗，勇敢嘗試之餘也能產生冒險的新經驗。縱使因無法掌控媒材而產生無法預期的作品結果，能接納結果則產生新嘗試與新經驗，幫助工作對象以多元的形式釋放情緒。新的創作主題可能再一次激起美醜的意識，如果藝術治療師能巧妙的應用客觀的描述與正向回饋，在安全且信任的情境之下，創作者便能進一步嘗試不一樣的體驗，拓展潛意識探索的可能性。

　　上述安全表達的情境直接反映在圖像的非語言表達歷程，能夠自由創作，不受到原有價值觀中可能具有的美醜批判性之影響，能在不受技巧限制之下，在作品上展現內在表徵。當創作者能在藝術治療師面前自由自在的創作時，則象徵性圖像自然出現。這使得探索其中的象徵意義更容易，

作品真正成為潛意識的窗口，幫助創作者達到自我覺察之「潛意識意識化」的目標。

透過藝術建立新經驗

治療師在心理治療過程和個案共同建構的經驗，可能是求助者在一般情境中無法獲得的經驗。這經驗的重要意義，在於矯正外在世界不曾擁有卻具有治療性質的意義。新經驗可能讓個案出了治療室之後，應用於生活中而產生新的生活體驗，若對自己能持續擁有良好的覺察與自我調適，則能考慮結案，開始為自己負責的新生活。

Edith Kramer認為，治療歷程中，藝術治療師如同工作對象這個創作者的「第三隻手」。「第三隻手」並非意指伸手幫助個案修改畫面，或是協助創作等具體行動。Kramer認為，當工作對象有創作想法時，藝術治療

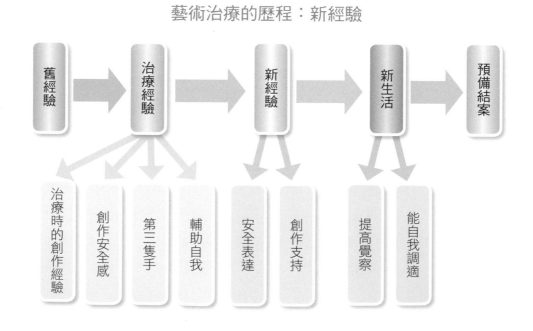

藝術治療的歷程：新經驗

舊經驗 → 治療經驗 → 新經驗 → 新生活 → 預備結案

治療時的創作經驗　創作安全感　第三隻手　輔助自我　安全表達　創作支持　提高覺察　能自我調適

師能盡己所能幫助個案創作出他想要的作品，這過程好像協助個案的第三隻手，讓作品能達到工作對象想要的內容與品質。「第三隻手」的概念是抽象的，是在工作對像需要的時候伸手幫助卻不真的動手的意思，是一種治療性的介入。

「輔助自我」也是Kramer提出的重要概念，意即在工作對象覺得自己沒有能力達到時，藝術治療師能夠理解內在自我強度不足，而以創作者輔助自我的角色，支持對方能夠完成自己想要的藝術形式。

無論「第三隻手」或「輔助自我」的角色，都需要與工作對象建立良好關係，讓對方有足夠的安全感可以表達。若工作對象有足夠安全感能相信藝術治療師的帶領，則有可能在挫折經驗中成長，發展出對於作品修改的問題解決模式，進而自我賦能，在新經驗中增進自我概念、提高對自己能力的信任感，並在創作過程體驗自我調適感。

創作經驗是一般行為的縮影，因此藝術治療的新經驗能帶動一般生活行為的調整，期望能將創作經驗延伸至現實生活中。同時，透過藝術創作的內在自我賦能，相信自己有能力自主地產出自己想要的作品，學會為自己的作品負責。現實生活中，則逐漸能延伸治療室中的體會，幫助創作者調整生活腳步，為自己的成長負責。

第二部示範（以下按姓名筆劃序排列）：
吳郁樺、孫曉楓、陳芊諭、陳芷萱、陳建伶、曾文麗、趙翊淳、劉芳妤、鄭揚

注釋：

16 Judith Robin曾談到自由表達的框架，能提供規範內的安全感，讓創作者在框架內應用最大可能的想像力。此概念來自於Rubin, A. J. (2005). *Child art therapy.* Hoboken, NJ: John Wiley & Sons. Inc..

個別藝術治療與團體藝術治療

　　個別藝術治療是一對一的工作模式，團體則是一對多的工作模式。到底要選擇一對一，還是團體的形式，皆視個人需要而定。一對一的工作能深度探討個人議題，團體工作則能在團體動力發展當中，體會社會縮影的矯正性經驗，以及團體之普同與支持的力量。一對一藝術治療可能發生在一個放滿各種藝術媒材的小工作室當中，或是簡化媒材而聚焦於作品內容的探討。團體藝術治療分為有結構性團體或非結構性團體，由藝術治療師準備各項可用之媒材供成員自由取用。結構性團體會依團體目標而設計方案，創作內容可能在方案主題之下進行而引出個人議題之探討，也可能讓成員在主題之下，由眾多媒材中自由發揮，展現自己的非語言之創作內容。非結構團體則由團體成員自由探索有興趣的主題。

　　團體有別於個人的差異在於可以觀察到創作過程的團體動力，雖然所有成員可能安靜創作，但作品可能展現出一種非語言的動力氣氛，這部分是個別藝術治療比較難以觸及並能探討的現象。

第三部

不只是圖卡

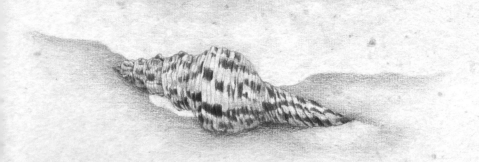

1

圖卡的藝術治療應用

　　人類個體有能力透過視覺進行創作，將眼睛所見以心智能力轉變為圖像，作品表徵則呈現創作思維。人類在還無法使用語言溝通之前，就已經能以圖像溝通，有了語言之後，圖像溝通慢慢地提升且精緻化為藝術表達。

　　藝術治療應用於人類個體之創作本能，鼓勵藝術本質取向的自發性創作，以非語言表達能力進行溝通。藝術治療的創作活動能獲得情緒紓緩與同理共感，進一步達到自我覺察之可能。無論是創作為主體的「藝術即治療」，或是藝術為輔助工具的「藝術心理治療」，甚或當代整合了各種心理治療理論學派的藝術治療取向，「藝術創作」皆為治療過程重要的內容。

　　縱使人人擁有天生不一樣的藝術潛能，教育過程我們可能都被「必須表現良好」的想法所制約，導致許多人拿起畫筆無法自在的創作。無可厚非的，社會化的過程，本我（id）的原慾在超我（superego）的規範與自我（ego）的控制之下，表現良好且符合規範是通則，讓人們生活於一定的社會規律與秩序之下而擁有安全感。到底創作的規範是什麼？創作需要

符合社會規範嗎？紙的邊界能否等同邊框帶來安全感？或是需要藝術治療師營造安全表達空間，才能在隱微的媒材規範之下自由表達？

「藝術表達」是規範之下依然能擁有自由的心智活動，且能在幾乎不感覺受到規範的情況下，自由的展現非語言溝通的內容。這些「幾乎感覺不到的規範」包括：把蠟筆放回盒子裡、適切使用媒材、清洗用具、創作在自選的尺寸內、圖像內容靠著視覺成形並具有自主性的創造成為想要的樣子等。這些創作規範的內容不易讓人聯想到社會規範，能幫助自發性藝術創作者自由的展現自己的想法。

然而，當內在規範感太強，或是對作品美醜的批判力太高的時候，確實設限了創作者的表達能力，因而可能無法自在的動手、動筆創作。圖卡作為視覺引導的工具，對於規範性太強的創作者而言，可以藉由圖卡本身擁有的視覺吸引力，在主題探索之下帶來想法，更可能透過圖像激勵圖像

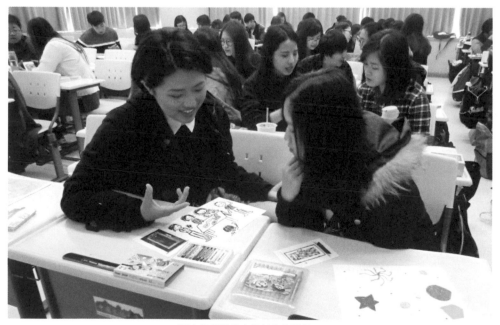

圖卡能帶動分享與創作的樂趣。

語言的表達，在進行藝術治療的過程導向自我創作，而可能帶來良好的效果。

多數圖卡印成長方形或方形尺寸，有如一張一張具體的「視框」，能將觀者的視覺聚焦於卡片上面所呈現的圖像內容。人們每天張眼所見有好多好多訊息，流動經過眼前的所見之物無數，但人們記住的多半是與感受相關的視覺內容。這些感受較深的畫面被記憶下來，當看到圖卡上這些視框與自己過去的視覺經驗相關時，便能連結相對應的感受。

「觀看」時刺激著觀看者自己的視覺經驗，可能透過視覺連結上過去的經驗感受。藉此引導創作時，腦中已出現與自己切身感受相關的圖像，要將此連結的圖像畫下來，比起平白拿到一張白色紙張「自由投射」，可能要容易得多。簡單說來，應用圖卡就是透過欣賞圖卡連結過去的視覺經驗，也連結圖卡帶來的感受，然後將這些經驗和感受以創作的形式表達出來。

本章節內容說明圖卡應用於藝術治療時，幾個視覺引導創作之原則，同時說明這些原則延伸應用的方法，供讀者於各自的專業領域參考。最後，提供五大類應用圖卡引導創作的通則，並舉出延伸應用的具體方法。

圖卡的風格

應用於藝術治療的圖卡有一個特色，就是畫面以圖像為主，通常不會有文字壓印在圖的上面，期望能讓使用者全然投射具有個人意義的內容。全圖像圖卡上面的圖畫，同一張圖像表徵在不同觀者看來，因個人生命經驗之不同，可能產生完全不一樣的意義。

讀者反應是當代藝術概念當中很重要的部分，指的是觀眾看到的文學或不同形式的藝術作品時，每個人有不同的想法。尤其是許多多元媒材、現成物裝置或多媒體影像為創作媒材的當代藝術作品，在觀眾看來具有很

不一樣的意義，但都是作品引發的思維。圖卡應用這樣的思維引導模式，期望能引發觀者由自身的角度觀看內容，激勵不一樣的想法。心理治療領域當中，圖像因其對每個人的意義不同，具有提供模糊情境讓觀者投射的機會，觀者能透過觀看圖卡上的內容，引出自身內在想法，連結生命經驗而建構具有自身意義的內容。

最寫實的圖卡風格是攝影作品，例如《紅花卡》、《微光‧隱喻卡》和《食癒卡》；寫實的另一端是完全的符號圖卡，例如以文字符號為主體的《心文字》和以線條造型為主體的《人我卡》；比單純符號多一些具體形象的圖卡，例如主要以色彩展現臉部表情的《臉卡》、以愛心為主角的《Fun心卡》以及粉蠟筆描繪現實與想像樹的《生命樹》圖卡。在寫實與符號的兩端，還有接近寫實風格的圖像例如《我的任意門》、《情緒療癒卡》和《遊藝晤語》。許多圖卡設計的時候，為了展現主題之象徵意義，圖像本身融合了寫實風格和象徵符號，例如《我們的關係卡》、《圓夢卡》、《關係卡卡》、《力卡》、《悲傷療癒卡》等。

藝術治療歷程具有自發性創作的意義，並不表示應用了創作媒材就是藝術治療。應用這些圖卡進行藝術治療時，有個重要的通則是「讓圖卡吸引視覺」並「激勵經驗中相似感受的畫面」，進而能以藝術表達的方式將心中激起的畫面「以藝術形式表達」出來。理想情況下，媒材的應用是自由的，由創作者選出最能展現內在感受的創作媒材。

原則上，圖卡的內容要能有特色且能吸引觀者的視覺注意。理想上，圖像本身若使用非常具有繪畫技巧的方式描繪，可能連結到觀者對技巧美醜的自我批判。這可能是潛意識的作用，不盡然會表現在行為上。圖卡風格若能吸引觀者，或是圖像擁有具體能理解的畫面形式，亦或是使用簡單技巧描繪出來的，這類圖卡最能引起藝術治療的創作者以圖像進行自我連結的創作。

有人可能會說，那攝影作品太寫實，是不是會讓創作者想到要畫超寫實的作品，因而感到沒有足夠技巧而挫折？攝影作品與高超寫實技巧的作品意義不太相同，因為我們每天張開眼睛看到的畫面，和攝影作品視覺真實性的連結是強的，因此以攝影風格的圖卡催化藝術治療創作表達時，並不會讓創作者感到自己受限於技巧。這主要是因為攝影作品和眼睛所見相仿，圖卡範圍只是框住了眼睛所見的視框，能協助觀者拉出過去經驗中的回憶。

激起參與創作的興趣

簡而言之，進行藝術治療時需要創作，才能在創作過程體驗自我，或是從中探索並覺察。若有人說不想畫、不要畫、不會畫，以心理動力理論而言，皆是有原因且需要探究其深刻意義。抗拒繪畫也許因非自願個案的角色，可能僅是擔憂畫不好被評價而已，或單純的因為沒有想法。

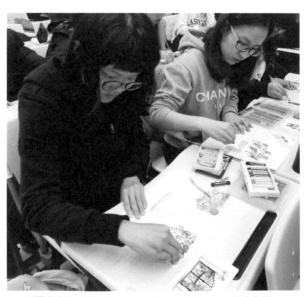

以圖卡主題引導創作，讓創作者專注於想要表達的主題。

對於這些面對創作有困難的創作者，圖卡是很好的介入工具。縱使一開始沒有創作想法，從欣賞圖卡開始，慢慢地挑選有感覺的作品，也能讓對方從描述挑選的圖像當中，說出一些自己的想法。

圖卡的實務應用上，如果是一對一的個別工作，一盒一百張的圖卡可能數量太多，可能耗費非常多的時間瀏覽圖卡。面對剛開始工作的對象時，尚未清楚工作的方向，關係也尚未建立，此時可以廣泛挑選圖卡內容，透過圖像內容引發的想法與感受，激勵重要議題的連結，進而能開始創作。工作一段時間之後，可視工作對象需求，挑選可能應用的主題圖卡，讓工作對象瀏覽之後選擇圖卡進行探索與討論。

數量上，以《任意門》的門卡50張，門裡門外卡50張而言，一對一工作可以直接使用其中一疊的數量。但若是工作對象很難下決定的話，可以減至20-30張可能引起動機與想法的圖卡。若是選用六大基本情緒主題的《遊藝晤語》，可事先由60張圖卡平均選出展現六種情緒的30張圖卡，應

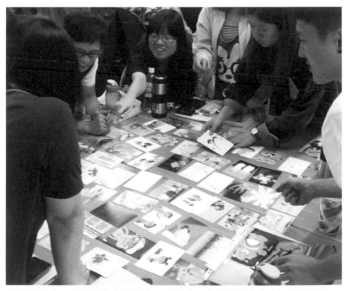

團體工作中，選擇適切數量與主題的圖卡，能帶動團體成員參與的氣氛。

用起來才不會花費太多時間在選擇圖卡上面，或是讓部分個案不知道如何選擇。

　　團體工作時，為了讓每一位成員能選到自己想要的圖卡，通常以人數的三倍量計算，取三選一之意。團體工作中，一開始讓成員瀏覽所有圖卡時，成員都希望能夠選到自己想要的圖卡。因此，提供成員足夠挑選的數量是一件很重要的事情。以《我的任意門》圖卡為例，若團體成員8-12人的情況下，可以直接使用門卡的全部數量50張供成員選擇。若團體為中型學習團體，人數達到30-40人，則圖卡數量需要90-120張才足夠選擇，則可將人數分為2大組，每一組提供《我的任意門》圖卡一盒，每15-20人使用50張的數量作選擇。當然，分為三大組使用三盒，數量上更足夠。

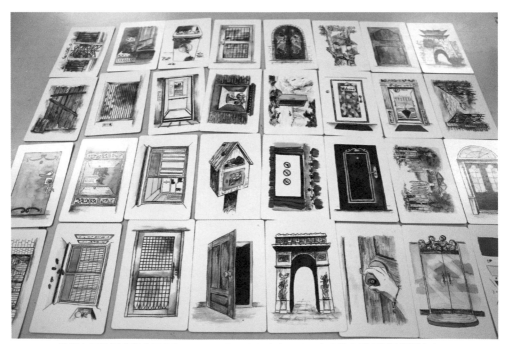

將圖卡平均擺放於使用者視野之內，讓具有個人意義的圖卡圖像自然吸引挑選圖卡者。

視野以內挑選圖卡

圖卡應用時，不外乎幾種用法。抽圖卡、一整疊像撲克牌一樣拿在手上一一翻閱，散置在大桌子上或是地板上隨興的挑選。我則偏好將圖卡互不交疊的排列在視野可見之範圍內，讓眼睛一次看見全部。

這樣做的主要原因：藝術治療強調媒材、主題、風格等創作內涵之選擇自主性，以及創作過程之自主感。因此，應用於藝術治療的圖卡不使用抽圖卡的方式進行。整疊拿在手上的牌卡，無法一次看見全部，使得欣賞過程可能造成看了這個有趣想要挑，看了另外一個也想要挑，最後難以比較哪一張重要的窘境。若能由使用者篩選出較少數量可能挑選的圖卡，減量之後攤開來一次看見，也是好方法。將圖卡散置有種讓想要被看見的圖卡隱約出現在眼前的意義，但如果有意義的圖卡剛好被遮住，就有點可惜了。

人類個體面對視覺前方的空間有180度，但兩眼視野角度的因素，無法把側邊角落全部看進去，而以中央的部分最為清楚。這樣的排列方式有個視覺上的重要意義，通常我們的眼睛會找到最想要看的圖像，這個圖像可能對觀看者具有重要意義。因此，圖像整齊集中排列時，兩眼一次看見全部，連結個人生命脈絡的圖像能在所有的圖卡中自然浮現在眼前。

這樣的方式讓使用者感受到與圖卡在視覺上的連結，一方面是「主動挑選圖卡」，另一方面「讓圖卡來找使用者」。選出來的圖卡，無論是單純分享選圖卡者對於圖卡的想法，或是以這張圖卡進行延伸創作，都可以帶來豐富的探索內容。

挑圖卡行為和特質

　　一對一的個別工作應用圖卡時，一盒圖卡只有一位使用者，時間上比較不受限制。有些人對於每一張圖卡都很有興趣，一張一張慢慢看。有些人在一對一工作的時候，感到有人看著自己挑圖卡，會快速翻找，很快挑出一張。有些人會花很多時間，很難選出想要的圖卡。這些選圖卡的行為可能和個人特質有關，是可以提出討論的議題。

　　面對圖卡選擇有困難的工作對象，可以先帶領將圖卡分為「比較想要」和「比較不想要」的兩疊，刪除一些可能性之後，再慢慢限縮。團體工作中的選圖卡活動，則可觀察到有許多有趣的現象。

　　團體工作中，將圖卡擺開來一起觀看欣賞，或可能在領導者設定的目標之下有個共同的挑選主題，或可能隨意自由選擇。為了讓圖卡的視覺刺激幫助選圖卡者選到自己最想要的圖卡，會讓所有的成員花一點時間瀏覽

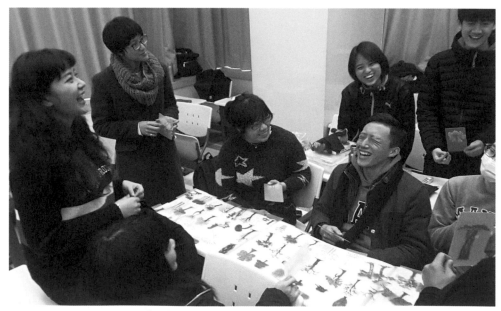

應用圖卡於團體活動中，增進討論分享的樂趣。

全部擺放出來的圖卡。

　　瀏覽與選擇圖卡的這段時間雖然不會太長，但所有成員共同選擇時的互動與行為觀察，是對成員初步了解的重要時刻。多數人在能拿圖卡的那一刻，認真選擇自己想要的圖卡，肯定地拿起自己想要的圖卡回到座位。然而，團體共同使用一套圖卡時，可能產生兩三人想要選同一張圖卡的情況。此時透過協調，可能很快讓想選同一張圖卡的兩三人各自選到自己想要或可以接受的圖卡。

　　在多數人選卡的過程中，有的行為很有趣。很快決定要哪一張圖卡的人當中，有人搶得很快，彷彿不早搶就一定搶不到。有人看似沒有看清楚就隨便拿一張，口裡還叨叨唸著哪一張都一樣。有人在大家興致高昂看圖卡、選圖卡的時候，遠遠地站在人群外側，一點也不投入，也沒有仔細看圖卡的整體樣貌。等大家選完之後，隨便拿一張就走，也不表示什麼，也可能表示：「拿哪一張都一樣。」

　　對有些人而言，選擇是困難的。這樣的困難讓他們很難下決定要挑哪一張，會花很多時間選圖卡，在大家都選好回到座位時，不斷看剩下的圖卡，無法下決定。有時候，他們東看西看，就是不知道要選哪一張。有些人會先拿一兩張在手上，越拿越多或是邊看邊換，換來換去最後換回原來那張，但還是無法捨棄其他想要的圖卡，導致花很多時間選卡。

　　還有一種選不到的情況，其一是有人無論如何都說選不到自己想要的圖卡，另一個是無論如何都說別人拿走想要的圖卡。這類選不到圖卡的人，最後通常表現出勉強妥協的態度，勉為其難的選一張可以接受的圖卡。藝術治療的好處是，後續提供他們機會自己畫出自己想要的畫面，帶入個人議題的討論。

　　選卡時的各種行為很有趣，讓生命中的選擇議題浮現，成為後續可探討的內容之一。

圖卡管理

　　熱愛圖卡的專業人員，手上拿到一盒設計精美，意義精良的圖卡時，真誠欣賞圖卡設計者的巧思之餘，最擔憂使用起來耗損。使用著圖卡的時候，因為圖卡的神奇美妙的圖像，快速激勵著工作對象的想法與感受，讓年輕剛起步的心理相關專業人員，多了好用的工具，也讓資深專業人員面對困難個案的時候，多了工作的契機。但，大家最擔心的大概就是每次用完之後，萬一弄髒破損，或是遺失而少了一兩張，就非常心疼。

　　圖卡使用過程的耗損是必然發生的事情。應用圖卡引導藝術治療的創作時，各種各樣的創作媒材可能增加汙損的機率，這主要是因為應用藝術媒材時，多少因為顏料沾染而難以處理。

　　因顏料帶來的汙損較容易處理的是粉彩筆。粉彩為色粉壓成的條狀物，畫圖的時候可以自由塗抹揮灑，形成容易入手但較難控制的彩繪筆材，其高流動的特質較容易因色粉到處跑，手上、作品上、作品外、桌子上，到處都有色粉，一旁的圖卡當然也不免於外。粉彩製作過程沒有加入介質，這一點只要在作品完成清理環境時，乾布或軟紙擦拭，便能輕易處理掉圖卡上的色粉。

　　除了粉彩、粉筆這類沒有介質的彩繪筆材之外，其他簡易畫具多半因為製作過程的油性介質，都可能讓圖卡沾上顏料之後難以處理。粉蠟筆是藝術治療創作時常用的媒材，使用過程容易產生顏色粒子的碎屑，這些碎屑不小心就會黏到圖卡上。如果圖卡是光面印刷，粉蠟筆削黏上去很容易處理，只要擦拭清潔很容易就掉了。但如果圖卡上面壓印了立體粗面的保護膜，等於增加粉蠟筆屑黏附的可能性。最理想的狀態是該次使用完立即清理擦拭，光面紙張只要乾布或軟紙的輕輕擦拭即可，霧面膜的印刷也可以比照辦理，但若是黏附上去的粉屑較多，霧面膜基本上是防水的，所以

沾一點酒精清理效果也很好，並不會留下痕跡。請留意，沒有上各種防水膜的圖卡，千萬不要用酒精擦拭，以免顏色脫落。

　　使用需要介質的彩繪媒材，例如使用水為介質的水彩、壓克力，或是使用油為介質的油彩顏料時，這類顏料沾染到圖卡，就很難消除了。部分圖卡印刷製作的時候，表面會進行亮光處理，或是防水的亮光膜或霧膜，這類處理過的印刷品比較耐髒，沾染需使用介質的顏料時，立即擦拭乾淨不會影響圖卡畫面，但如果不處理的話可能就會留下永久的痕跡了。

　　手部的汗水也是弄髒圖卡的因素之一，尤其畫圖的手可能沾了顏料，再拿圖卡的時候就可能汙損圖卡。教室內的飲料、水和媒材介質。例如洗筆水或膠水，更可能直接影響印刷品的壽命。

　　若要使圖卡不在一般使用過程折損，或是藝術治療延伸應用時因顏料沾染而弄髒，將圖卡套上透明玻璃塑膠套是個好方法。目前因桌遊盛行，市面上銷售各種大小尺寸的玻璃塑膠套，能幫助延長圖卡壽命。只要選擇與圖卡大小相彷的玻璃塑膠套，將圖卡一一裝在玻璃塑膠套裡面，有時還能買到自黏玻璃塑膠套，讓圖卡能保有原來的樣貌，延長使用壽命。

　　圖卡設計的時候，設計師通常沒有把套了玻璃塑膠膜的厚度算進盒子尺寸裡，若是圖卡全部套進玻璃塑膠膜裡面，可能就無法收進盒子裡了。有些治療師會把圖卡全部護貝避免髒污，如此一來便可使用酒精或水擦拭而不需要擔憂汙損。然而護貝過程若護貝膜和機器出了問題，會造成無法拯救的圖卡損壞，同樣的，也可能產生無法放進原來設計的盒子之窘境。

　　缺件，是所有圖卡愛好者最害怕的事情。髒污畢竟可以處理，但缺件找不回其中的一兩張，是很麻煩的事情。通常圖卡設計會考量應用時的多元性，少一兩張就少了多元性當中的某些部分，也會使圖卡在設計架構之下，少了某個重要的內容。同時，因為圖卡製作成本高，每一套圖卡的費用也高，萬一耗損再添購，也是一筆不小的金額。

圖卡的內容數量管理很重要，每次使用完最好能夠計算完整的數量，萬一遺漏立即尋找。團體過後有時會看到遺漏的圖卡掉在桌子下，椅子下，或是夾在一疊作品中。有時並非成員故意不還，而是分享過程可能不小心跟作品放在一起了。有時是治療師不經意、不小心在收拾的時候掉在上課教室的角落或是媒材箱裡。萬一沒有發現，下一次使用時缺件就可惜了。中大型團體活動分組應用時，必定要提醒成員別把不同組的圖卡混在一起，盡量保有各組自行應用一盒的情況，以免收拾的時候，面臨數百張圖卡得要重新分類分盒的困難。

　　管理與收拾的時候，可以在圖卡和側面以標籤標記圖卡張數，甚至標記說明卡張數等內容物，以方便收拾的時候清點數量用。這樣就不需要重新翻閱盒內說明書，能輕易的清點數量。

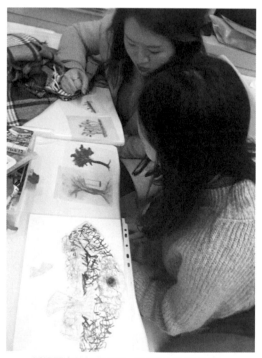

透過圖卡的視覺引導，讓創作變得更容易。

自發創作的連結

「如藝術家一樣自發的創作」，是藝術治療的最理想狀態。藝術家擁有豐富的圖像表達語言，能以不同媒材使用立體或平面的方式表達。藝術治療工作對象的創作者，強調要鼓勵他們透過媒材創作具有內在自我表達意義的作品，雖創作技巧沒有藝術家那麼豐富，依然可以透過創作展現最真實的樣貌。

一般創作者沒有受過專業訓練，憑空想像與創作確實有難度，因此藝術治療師會利用一些方法引導工作對象創作。從動手嘗試各種各樣的媒材，進而慢慢凝鍊成具有表達意義的作品，或簡單的主題引導，例如「我感覺最○○的一天」，或是應用各種視覺引導方式激勵創作想法。

每天張開眼睛看到的東西，連結到日常生活每一件事情。視覺引導是要激勵視覺記憶當中感受深刻的畫面，這樣的畫面可能來自於日常生活看到的某件事情，引起過去記憶中的連結。視覺所見正如同一個個的視框，重要事件以圖像的形式存取著。圖卡上的畫面也是視框的形式，可能激勵觀者的視覺想像，更可能與過去經驗中具有重要感受的視框產生連結。

藝術創作是個複雜的心智機轉，作品內容可能來自記憶中的視框，可能與心智能力的展現有關，也可能整合進眼前所見與過去重要記憶之視框內容。藝術家創作時敏銳於提取這些內容，轉變為表達與溝通的藝術語言。一般創作者對於這個歷程不熟悉的時候，想要創作卻可能腦中一片空白，此時，圖卡是激勵想像的工具，可能引發各種創作想法。以下，由全圖像的投射性圖卡梳理幾個較容易引發創作想法的藝術治療圖卡應用方法。

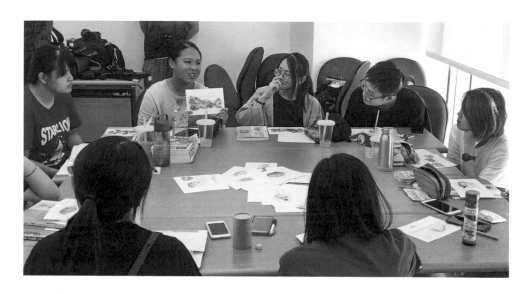

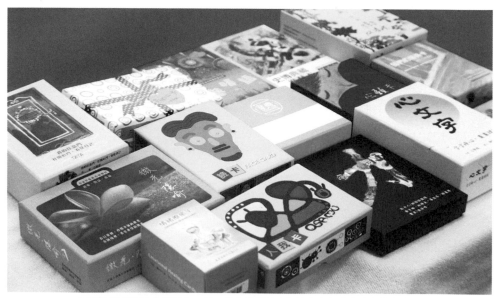

臺灣的圖卡設計充滿活力，每一件作品都具有設計者在實務應用上的巧思。

全圖像圖卡應用於
藝術治療的原則

　　沒有壓印文字的全圖像圖卡，每一張都是一個視框，承載著圖像所呈現的事件或是畫面內容帶來的感受。觀者看圖的時候，最初看到圖畫的內容與形式之表徵。仔細看的話，表徵能引起觀者思考圖像背後的意義，或透過討論，而能深刻思考圖像表徵引發出來的想法與感受。

　　事實上，每一張圖卡都有引發想法與感受的功能。既然要用在引發更多具有內在意義的內容，讓觀者自由選擇一張打動自己視覺的圖卡，再由視覺刺激帶動思考自我意義之連結，這樣會是最有意義，也最能探索的結果。單純應用圖卡時，雖然僅僅是看別人的圖像作品，討論的是圖卡內容引發的想法以及與個人連結的內容，依然能幫助觀者投射出自己內在的重要議題。

　　如果能透過看圖和探索圖所引發的連結，進而能從輸入轉變成產出，將連結內在的感受以及與感受事件相關的內容畫下來，就更貼近內在世界了。探索潛意識世界若能從自我產出的圖像作品進行探討，則意義更深刻。

　　以下由常用的情境引導、象徵引導、投射引導、敘事引導，以及綜合圖卡應用等五大類進行圖卡延伸創作應用的說明。

圖卡基本引導方法

　　為了應用圖卡引導延伸創作，讓圖卡對視覺的吸引力自然發生，所以通常看圖卡、選圖卡是首要的事。分享圖卡或討論能引發更多想法與連結，接著創作，作品產生之後，將視覺焦點從圖卡轉向自己的作品，進而能探討深刻的內容。圖卡，基本上是引發創作想法，並帶動視覺刺激與思考的工具，最終目標是帶動創作思維，激勵創作動機而能產出自己的作品。

1. **選圖卡**：由治療師將圖卡擺放在工作對象的視野範圍內，每一張圖可以同時看到，讓視覺帶動選卡。

2. **分享圖卡**：拿到圖卡之後，分享選擇這張圖卡的理由。

　　自然狀況之下，分享選擇的原因，通常選圖卡者說的內容與圖卡的表徵相關。這等於視覺受到吸引之後，用語言確認自己選到的內容。若是選圖卡者無法連結選擇手上圖卡的原因，以「不知道，看到就知道是它了」這類不明確的內容回應，治療師可以利用現象學之客觀描述問句，請對方仔細觀看並思考選擇的理由。問句之原則請參酌本書第二部分內容，或使用以下常用問句：

＊仔細看看圖卡上面畫了什麼？

＊仔細看看圖卡上面有什麼樣的造型與色彩？

＊你看到圖卡上面的什麼，讓你想要把這張拿起來？

3. **探索圖卡**：應用圖卡為探索的工具，請選圖卡者思考圖卡內容和自己的關係。

　　這部分的內容有關作品的內在意義，是作品表徵不顯現的部分，也可能帶有個人象徵意義，需要選圖卡者思考與連結並賦予圖卡個人意義。方法可參考第二部分有關現象詮釋的內容。若選圖卡者無法回應這類思考圖像意義的問題，以下幾個常用的具體問句可供參考：

　* 畫面主題給你什麼樣的聯想？
　* 這個畫面讓你想到哪個回憶？
　* 看到這張圖卡有什麼感覺？
　* 生命中類似這張圖卡給你感覺的事件是什麼？

4. **創作**：應用選卡者手上的圖卡，延伸創作相關內容的作品，主題可由創作者自訂，或由治療師依個案利益需求，協助設定探索主題的方向，共同決定要創作什麼樣的主題。創作引導之方法請參閱本書第三部分。

5. **創作探索**：完成作品之後，選卡者成為創作者，治療師可以應用作品進行深刻的探索。探索作品的方法請參閱本書第二部。

第一類、情境引導

　　圖卡設計的時候，作者通常都設定了一些主題情境，並且在圖卡作者豐富的實務經驗之下，盡可能在主題之下設定多元情境，以符合實務應用上的需求。這些情境通常都很容易引起生活情境的聯想，盡可能讓使用者連結自身經驗，進而探討具有個人意義的內容。

　　應用情境引導為方法時，一對一工作的情況下，圖卡的視覺啟發會直接帶動挑選最有感覺的圖卡。主動挑圖卡的行為，讓工作對象依照自己的需求挑選想要的圖卡，可請對方自行設定挑選圖卡的主題內容，更能夠引發深刻的經驗連結。

　　團體工作需依照團體目標設定能共同進行討論的主題，讓成員們在領導者設定的主題之下挑選圖卡，再循著主題分享所選的圖卡內容，繼而導向創作。選圖卡與分享圖卡的內容，可以是暖身活動，目標是以圖卡的趣味性和吸引力，激勵成員投入討論。後續的創作與創作探索，則成為團體中的主要工作。此處要說明的是，為了讓團體成員能自由應用媒材進行創作表達，通常團體中需要準備多元媒材讓成員選擇，讓多元媒材的各種特性幫助創作者展現圖卡引發的生命經驗之感受。

　　使用情境引導時，可採用「生活情境啟發」之概念，選用寫實風格但畫風盡量不會引起工作對象感到自己的作品不美、創作技巧不佳這類想法的高技巧圖卡作品。例如選用《我的任意門》探討生命轉換情境的契機，邀請創作者挑選門卡，畫走出門之後的世界；或是選用插畫家描繪精美卻難以模仿的作品《遊藝晤語》，請創作者完全打破圖卡插畫印象，邀請創作者以抽象風格表達自己被激起的感受。

　　除了上述風格的圖卡作品能協助探討生命情境之外，自然寫實的攝影風格圖卡，例如《紅花卡》、《微光‧隱喻卡》和《食癒卡》這類攝影作

品，也是連結生命經驗，並激勵創作的良好參考。

　　創作內容上，由於上述舉例之情境引導圖卡，皆為比較寫實的作品，因此透過此類圖卡引導創作時，也可能產出較具有寫實情境的造型、色彩與空間表現。引導時可提醒，不一定畫具象的作品，各種風格表現皆可。藝術沒有標準答案，並非應用情境引導就一定要畫寫實情境來說明自己的狀態，無論創作者如何表達都可以有良好的探索內容。

　　以下為幾個情境引導的創作方法。

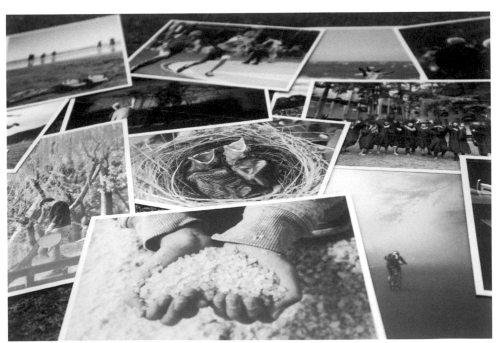

攝影作品帶領成員更容易進入情境討論。畫面上的圖卡為《微光・隱喻卡》。

回應畫

回應畫是時常使用的方法，任何圖卡都可以用回應畫的方法帶領工作對象以圖像回應挑選到的作品。以下為幾個比較具體的引導方式，讀者可以依實務工作需求自行變化。

引導方法一

請用一張抽象畫回應這張圖卡。

＊備註：以單純的色彩、線條、形狀表達的抽象作品，可以讓太過於擔憂美醜的創作者較自由的開始畫圖，可能較容易破除具體圖像的規範限制。

引導方法二

請用一張圖畫回應這張圖卡，由創作者自由決定風格。

引導方法三

你手上這張圖卡以圖敘說了一件事情，仔細看、仔細了解之後，請畫下一張圖回應這件作品。

引導方法四

這張圖卡上面有一個特別的事件，不知道你看了之後有什麼想法，請把這個想法畫下來。

引導方法五

這張圖卡上面有一個特別的感受，請你看過之後，以一個充滿感受的圖畫回應這張圖卡。

引導方法六

選一個顏色代表想要回應這張圖卡的主要情緒色彩，在黑色紙張上畫成一幅畫。

＊備註：主導色彩可以用大比例面積、較重的筆觸，或以主導色彩混入其他色彩成為較統一的整體色調。主導色彩之外，還是能加入其他顏色形成豐富的畫面。

積極想像畫

積極想像來自於榮格心理學的概念，主要是帶領工作對象發揮想像力，思考所選的圖卡能帶給自己什麼樣的啟示。帶領工作對象走進圖畫當中，設身處地的思考圖畫內容，或請工作對象以觀者的角度仔細觀察與思考作品，讓創作心像具體浮現。

引導方法一

讓你的視覺停留在圖卡上面，想像你走進這件作品，看看這裡面的情境，有什麼特別引起你的注意？把這個畫面畫下來。

引導方法二

讓你的視覺停留在圖卡上，想像你走進這件作品，你可以抬起頭看看上面，低頭看看下面，以及前後左右的空間，有沒有發現什麼未曾留意過的畫面？把這個畫面畫下來？

引導方法三

讓你的視覺停留在圖卡上，想像你走進這件作品，請你走到圖卡畫面上看不到的地方，在那裏找一個寶藏，把這個畫下來。

引導方法四

讓你的視覺停留在圖卡上，記住這個畫面，閉上眼睛，想像你走進這件作品。請你停留在一個你覺得舒適的地方，感覺一下這裡的空氣溫度、濕度和氣味，仔細聽聽看有沒有什麼細微的聲音，如果這裡有其他人，他們會是誰？他們長什麼樣？穿著什麼樣的衣服？會跟你說些什麼？請畫下你們交流的情況。

＊備註：主題可以調整為——

遇見最想看見的人、遇見指引人生的智慧長者、遇見上帝、遇見童年的自己、遇見未來的自己、遇見理想的自己、遇見有成就的自

己、遇見最真實的自己等值得探索的主題。

引導方法五

讓你的視覺停留在圖卡上，記住這個畫面，閉上眼睛，想像你走進這件作品，你會在這個神奇的空間當中找到一個奇妙的時空通道，你進入這個通道之後，立即轉換到一個你心裡非常想要到達的地方，請畫下這個畫面。

＊備註：主題可以調整為──

最想要冒險的地方、最神奇的夢境、最美麗的回憶、最重要的記憶、最夢幻的成就、最安靜的空間、最安全的地方等值得探索的主題。

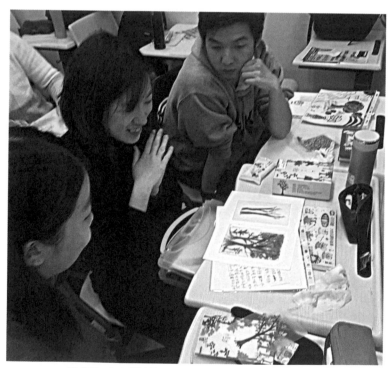

以「樹」為象徵性符號，能快速帶動創作、分享與討論。

第二類：象徵引導

嚴格說來，藝術的非語言表達形式，本身就具有象徵性溝通的意義。藝術的語言有別於文字，以藝術富含的個別獨特性，需要由創作者自行說明其意義，才能確認真正想要表達的內容。引導象徵性表達的方式請閱讀本書第二部分，此處不再贅述。

藝術治療應用圖像工作，工作對象創作過程的一切皆為行為之縮影，作品更是具體探索潛意識的依據。對於無法一下子動手創作的工作對象，圖卡是很好的媒介。自由創作的情況下，以及前一類情境引導的回應畫和積極想像畫，都可能產出象徵性表達的作品。此處特別將象徵引導列為重要的一項，這個方法一開始就引用具有象徵性圖像語言的圖卡，直接引導象徵性的圖像表達。

象徵引導需要工作對象有良好的認知能力或形式思維能力，才能在理解治療師以語言帶領象徵引導的意義，因此在發展年齡上已具備形式運思能力的青少年，或青少年以上的年齡之工作對象較為合適。若心智能力因疾病受到影響者，或是失智症初期的高齡族群，使用現實情境之視覺刺激可能好過於象徵引導的方式。

具有象徵性表達的圖卡內容，圖畫風格可能是寫實的取向，但構圖和內容為了達到象徵性的目的，可能帶有超現實主義的樣貌。超現實主義是受到佛洛依德《夢的解析》一書出版之影響，創作時不再依靠眼睛所見，另將幻想與潛意識內容加入，讓畫面呈現似真非真的樣貌，更透露一種看似可解卻又不解的神祕感。

象徵性表達的圖卡通常由繪者詮釋作者的內容，畫面內容通常是部分寫實，部分以象徵性符號表示圖卡所要傳遞的意義。寫實類的圖像在設計的時候雖然也都具有圖卡主題上的意義，但這類象徵性表達的圖卡，更是

把象徵符號直接表現在圖卡內容當中。

最典型的設計是桌遊《妙語說書人》，這款德國的桌遊已經出版了好幾個版本，畫風具有難以言喻的超現實風格，卻又像來自潛意識世界的內容，且每一個擴充的版本都有一個主題，例如畫面較為迷濛的第五輯白日夢，或是色彩略豐富而強調回憶主題的第六輯。許多心理工作者在使用治療專用圖卡之前，都曾經使用過《妙語說書人》作為探究內在世界的工具。臺灣的心理專業人員設計出版的象徵性表達圖卡也不少，例如《關係卡卡》、《我們的關係卡》、《圓夢卡》、《力卡》、《悲傷療癒卡》等。

象徵性表達的圖卡也可以使用回應畫和積極想像畫的引導方式，以下列舉幾個引導工作對象以象徵性思維展現藝術表現的方法。

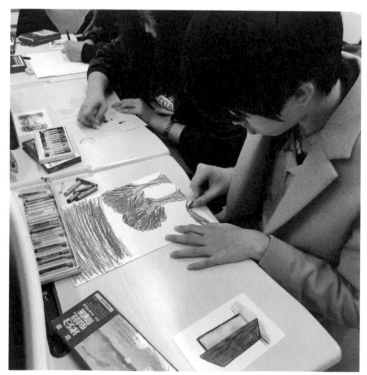

想像挑選一張「我的任意門－門卡」圖卡，打開後清楚看出今天想說的話，將內容畫下來。

抽取創作元素

每一件象徵性表達的圖卡作品上面，都有一些圖像線索與主題，或是圖畫表徵之造型、色彩、線條、構圖等作品元素，這些作品元素的組合，形成畫面表徵，更以象徵性意義整合了作品的內涵。抽取創作元素的方法以視覺記憶讓創作者從圖卡中擷取一小部分的內容，成為自己作品上協助聯想的元素，繼而發展出自己的作品。這個方法看似模仿，實則以視覺記憶選取重要物件，抽取的元素對於每個創作者可能也具有個人意義。作品完成後，帶領創作者思考其中的象徵意義。

引導方法一

仔細看手上這張圖卡，分享選圖卡的理由，接著把圖卡翻到背面，利用視覺記憶取一個造型元素畫到你的作品上，可以放大可以縮小，應用這個畫下來的元素作為創作引導之線索，加以想像並完成一件作品。

引導方法二

仔細看手上這張圖卡，分享選圖卡的理由，接著找到主觀認定之主要的畫面構圖線，將類似的構圖線畫在紙張上。圖卡翻到背面不看，可轉動具有構圖線的紙面，停在最想要的紙張擺置方向，畫成一張想像畫。

引導方法三

仔細看手上這張圖卡，分享選圖卡的理由，找到圖卡上主觀認定最重要的色彩，拿起同樣色彩的蠟筆，將圖卡翻到背面，應用這個主觀認定最重要的顏色開始隨意畫，後續由隨意畫的過程中，自由想像色彩與造型發展出來的圖畫內容。

象徵語言的思考表達

人們對於現實世界中所感受到的事物，可能在相關物件上面具有感受上的連結，因此產生象徵性語言。例如「門」是每天生活必須經過的現實物件，具有連結兩個空間與空間轉換的意義；「樹」的有機狀態，則提供投射具有個人象徵性意義的樹。

引導方法一

使用《我的任意門－門卡》，象徵走入未來生涯情境，選卡後分享，然後畫下推開門之後看到的樣子。

*備註：

所有與生命轉換議題有關的內容，皆可設定為創作主題，例如進入大學之後的期許、關係的想像、退休生活的樣貌等。如果作者能夠自訂選門卡的主題，自由創作主題內容更好。

引導方法二

使用《我的任意門－門裡門外卡》，選一張象徵目前狀態的圖卡，分享，接著畫下一個能帶領自己走出目前狀態的門。

引導方法三

使用《生命樹》，選擇一張代表自己當下狀態的樹，分享造型之象徵意義，畫一張樹的生長環境圖，將透明的樹卡放在圖上想要種下的位置，分享其象徵意義。

引導方法四

使用《生命樹》，選擇一張代表自己狀態不好時的樹，分享後，以透明《生命樹》卡畫出被照顧之後成長的樣貌。時間足夠的話，可以畫下狀態不好的環境和幫助成長的環境，分別探究成長議題。

第三類：投射引導

投射（projection）的原意來自於佛洛伊德心理分析理論的防衛機制之一，意思是個體不想承認的內在慾望與各種想法，向外投注到另一個人身上，是防衛機轉的一種。心理治療應用投射機轉時，概念上是設定一個模糊的情境，讓人可以自由投射內在議題到這個模糊情境。上面什麼都沒有的白色紙張，便是一個提供心理治療的工作對象投射的空間。

非以脈絡性排列也沒有先後順序的圖卡，應用的時候，單一的圖像沒有在任何的故事脈絡中，但圖像能提供使用者投射感受，選出與自己連結最多的圖像，進而能探討投射於圖卡的意義，與個人潛意識思維之間的關係。廣義而言，所有應用於心理治療的圖卡，設計時都考量到投射引導的內涵。

此處要提出的幾種比具體圖像更具有投射意義的符號性圖卡，因其抽象符號的樣式，或是沒有太多具象提示的造型內容，更能提供圖卡使用者在模糊情境中，應用圖卡的符號並透過想像力，創作出獨特的畫面。

這類符號性的圖卡首推創意篆書《心文字》。《心文字》是由書法家傅佑武的作品當中挑選出來的創意篆字，背面由師大英語系退休教授周昭明以隸書書寫同一文字。設計本圖卡時，盡量挑選字的原意可呼應多元意義的中文字，但因篆字並非當代使用的文字，多數人無法辨識文字的意義，只能由變化多端的篆字結構與粗細，感受被哪一個圖像文字吸引，選擇該圖卡進行圖像思考的創作。

王釋逸老師的《人我卡》是另一個符號創作的圖卡，每一張都由一些點、線、圈、面的組合而成。多數圖卡是黑色與白色的組成，少數加了一些顏色，無論是符號本身，或是色彩的單一性，都提供圖卡使用者由圖卡上的基本造型盡情聯想，或由圈和點之距離想像具有人際關係意義的內

容。由於線條造型抽象，提供線索讓使用者全然投射與造型色彩能聯想在一起的內容，延伸創作較不會受到原來圖像的視覺記憶干擾，幫助投射更多個人內在世界。

《貝殼卡》雖非符號表現式的內容，每一張圖卡的貝殼也是寫實表現，但因圖卡構圖清新單純，貝殼也不是日常生活中每天都會出現的東西。取用一個不常見的物件與單純的畫面要帶動過去存取於大腦中的視覺記憶，看似難以獲取什麼連結。然而，正因非日常可見，來自大海的貝殼象徵了帶著潛意識訊息的生命體，幫助圖卡使用者能投射個人想法，創作的時候也必須提取更多個人相關的圖像訊息。

以下提供幾個由觀賞符號導向投射性創作表現的方法。

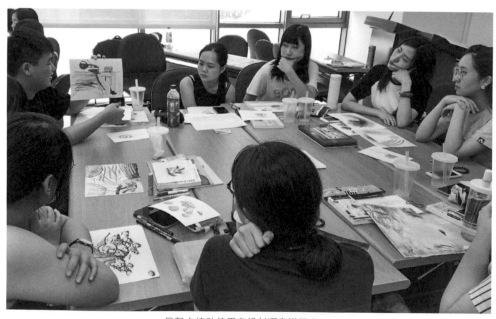

貝殼卡協助使用者投射潛意識訊息。

符號轉變

引導方法一

使用《心文字》圖卡的篆字面，不看隸書面，從四個方向看這張字卡，停留在最能引導自己想像的那一個方向，分享對這個字的想像。把對於這個字的想像畫出來。

引導方法二

使用《心文字》圖卡的篆字面，不看隸書面，從四個方向看這張字卡，停留在最能引導自己想像的那一個方向，分享對這個字的想像。截取部分線條結構，自由的畫在紙上，繼而轉動紙張方向，將線條結構作為想像的線索，完成一件作品。

引導方法三

使用《心文字》圖卡的篆字面，分享對這個圖像文字的想法，翻閱隸書面，畫下對這個文字的想像。

引導方法四

使用《心文字》圖卡的篆字面，選一個圖像文字並賦予意義，創作一件作品以這個文字做為這件作品的標題。

＊備註：

以符號特色為主的圖卡，都可以使用上述方法。例如：選用具有符號特色的《人我卡》探索人際關係，賦予選用的這張《人我卡》代表某個人際情境，創作一件作品說明選出來的符號圖卡之人際關係。

訊息投射

引導方法一

使用《貝殼卡》，挑選帶了深海訊息的貝殼，分享貝殼跟你說什麼，畫下聽到這個訊息之後的圖像。

＊備註：

貝殼帶來的訊息可依探索目標修改，例如：「貝殼跟你說了鼓勵的話」、「貝殼跟你說了明天會更好」等賦能的主題。

引導方法二

使用《貝殼卡》，挑選看上眼的貝殼，想像它生長的地方，請畫下來。

＊備註：

可選用多元媒材佈置貝殼卡生長的地方。

引導方法三

使用《貝殼卡》，挑選看上眼的貝殼，想像這是一個會進化的貝殼，畫下進化後的樣子。

＊備註：

可選用各式可塑形的黏土進行創作。

引導方法四

使用《貝殼卡》，挑選看上眼的貝殼，想像這是一個可以搬進去住的地方，畫下裡面的空間和一起居住的人。

＊備註：

可選用多元媒材創作。

第四類：敘事引導

生命敘說，是後現代心理治療理論取向之一，也是實務工作的良好方法。邀請工作對象敘說自己的生命故事，讓對方娓娓道來的整理自己的生命，是一種溫和且自然的實務工作方法。對治療師和個案或團體工作的成員而言，皆因「大家都愛故事」的敘說形式而受到歡迎。

生命故事與圖的聯想，首先想到繪本的形式。目前出版品當中，圖文並茂的繪本受到不同年齡讀者的歡迎，兒童閱讀的繪本時常在文學特質之外，另具有教育意義或幽默特質。青少年時常因繪本的圖畫風格以及精簡的故事內容，愛不釋手。成年人在工作忙碌之餘，閱讀繪本成為紓壓的方式。

故事媽媽和教育工作者，時常應用繪本設計延伸教案，表示圖配文的引導形式應用範圍很廣，然而這類工作和藝術治療所要引導的創作形式很不一樣。不少藝術治療師會以繪本創作的形式結合敘事治療的概念，帶領工作對象創作生命故事。這類應用方法需要較為良好的結構，才能打破一般繪本需要32頁，至少16個跨頁，在創作上耗時費力的刻板印象。

圖卡本身的組合能做為生命敘事的圖說之基礎，治療師需要判斷工作對象的認知能力，選用越多張，認知和組織力都要越好才能讓工作對象感受到清楚敘說一件事情的成就感，也較能聚焦在事件的重要議題上。以下說明幾個應用圖卡形塑生命敘事，另加上創作形式的引導方法，供讀者參考。

生命敘事重點創作

引導方法一

選一張圖卡，代表自己生命故事的封面，分享這段生命故事之後，畫下內容中最重要的一頁。

引導方法二

選三張圖卡，代表故事的前、中、後段，分享這個故事，畫下後段的故事之想像結局。

＊備註：

挑選三張圖卡的前、中、後段，也可以改為起、承、轉、合的四段，請挑選圖卡者畫下自己想要的故事結局。

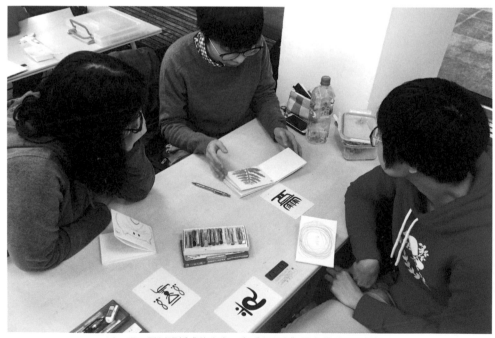

以一張四開紙張折成的小書，由《心文字》圖卡帶動繪本想像。

引導方法三

選三張圖卡，代表故事的前、中、後段，分享這個故事，畫下封面，並給這段生命敘事以書名的方式命名。

引導方法四

選四張圖卡，代表起承轉合，分享這個故事，「轉」的這個段落可以請對方特別強調情緒的強度，或與某個生命危機有關。最後畫下封面，並給這段生命敘事一個命名。

引導方法五

選三張圖卡，代表起承轉合四個故事段落的其中三張，缺的那張自己畫。

＊備註：

區分故事的「前、中、後」三段或「起、承、轉、合」這四個段落，幫助敘說者仔細思考所要敘說的這段生命故事，將其分為三或四個重要段落。治療師也可以設定「起」的意義和某個回憶的起始點有關，「承」的意義和事件的歷程有關，「轉」的意義和事件引起較大的情緒感受相關，「合」則和事件的結局有關。根據敘事治療外化之概念和創作的自由表達特質，創作者可以自由決定修改故事內容，或是修改故事結局，在分享時探索深層意涵。

第五類：綜合圖卡應用

　　每一盒圖卡被設計出來時，都有個核心主題，例如《我的任意門》藉由「門」這個具有轉換象徵的符號，能探討生命轉換的時刻；《遊藝晤語》則具有基本情緒之主軸；《生命樹》讓圖卡中的有機體樣貌協助使用者投射個人狀態，並藉由畫出生長環境而能探討環境議題；《貝殼卡》則應用被海浪拍打上岸的貝殼，象徵來自潛意識的訊息。

　　無論圖卡被設計出來的時候是哪個主題，非語言圖像具有各種可能，端看觀者如何詮釋，能激勵各種具有個人價值與意義的內容。當然，由於圖的意義取決於觀者，將兩種主題不同的圖卡整合應用，更能拓展圖卡應用方法的多樣性。

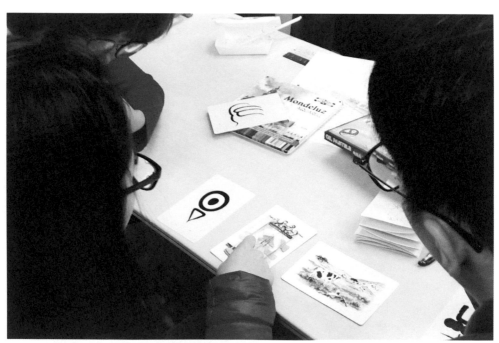

《心文字》與《我的任意門》聯合使用，後續並引導創作。

《心文字》圖卡是一個形式相當特殊的圖卡，既是文字也是圖像。僅有墨色與創意文字符號的圖卡象徵，能讓使用者自由投射意義，或自由連想線條組成與結構所引發之想像，並且以創作形式產出與所選之《心文字》圖卡具有連結意義的作品。其圖像文字的特質，能任意與各種具有色彩的全圖卡作品整合應用。

以下舉三個綜合應用的例子以供參考。

引導方法一

選一張你覺得造型吸引你的《心文字》圖卡，分享你認為的意義之後，選用《我的任意門》之門卡和門裡門外卡各一張，代表這個象徵性文字的意義，像走入什麼樣的門？門打開會看到什麼景觀？最後畫一張回應整個討論過程的作品。

引導方法二

使用上述任一圖卡創作引導的方法，最後選一張《心文字》圖卡，作為作品的標題，並分享意義。

引導方法三

使用任何一種全圖像的圖卡，挑選其中一張代表當下的困境，分享這張圖上面呈現了什麼困境。接著挑選《心文字》圖卡中的一張，代表你給自己鼓勵的文字，畫出能帶來自我賦能的作品。

引導方法四

挑選全圖像的圖卡3張，代表故事的前、中、後段，或是挑選4張，代表故事的起承轉合。畫出故事封面，挑選《心文字》圖卡的一個字，代表故事的標題。這個方法可直接使用《心文字》圖卡中可辨識文字意義的隸書面，或是使用較能引發想像的創意隸書面。如果時間允許，可應用這個標題字畫故事封面。

引導方法五

使用《我的任意門－門卡》，挑選一張代表推開會看見自己面對某件事情的情緒基調之門卡。接著使用《遊藝晤語》挑選一張代表門打開之後的情緒狀態，再挑選一張《心文字》可辨識文字意義的隸書面，象徵自己對自己情緒狀態的觀點。最後畫出能夠探索情緒感受的圖畫。

引導方法六

挑選《心文字》2-4張形成一個詞，選用另一盒圖卡的圖像，代表這個詞的意義，或是自己畫出這個詞的意境。

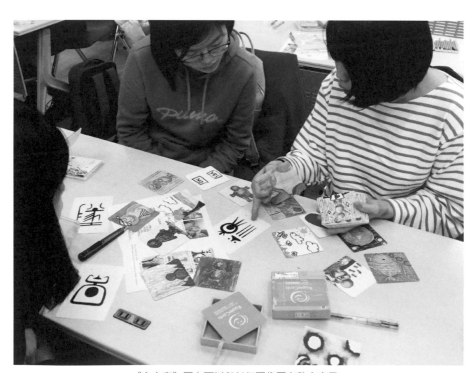

《心文字》圖卡可以與任何圖像圖卡整合應用。

3

圖卡應用時的具體引導主題

　　以下列舉個別或團體工作中，較能配合探索目標所設定的挑選圖卡之主題，媒材則由創作者自由選擇應用多種媒材。以下撰述方式，先舉出一個較大範圍的探索主題，接著簡述引導方法，另提出相關可應用的延伸探究主題。請讀者留意，主題範圍越開放，越能幫助創作者從生命經驗中廣泛的提取個人重要經驗，讓重要議題自然浮現。主題範圍越限縮，則像放大鏡一樣看一件聚焦的事情，但可能並非工作對象最重要最想要處理的事件。主題範圍的寬廣與否，與探索的目標有關，並沒有標準答案，需要應用圖卡的專業人員自由設定個案利益為主的目標，協助對方深刻探索。

第 1 種主題：我

應用主題

自我探索

引導方法

挑選一張代表自己的圖卡，分享之後，用圖像畫下自己。

延伸主題－自畫像相關主題：

創作一件自我介紹的作品、將紙上的橢圓形想像成魔鏡，映照出真實的自己、用各種顏色的薑餅人造型表現自己、畫一棵想像的樹，代表自己的樣子

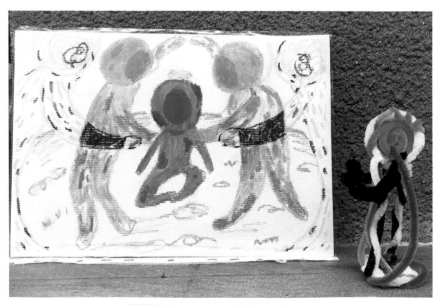

不同媒材的創作內容，可增加探索樂趣。

第 2 種主題：我的內在外在

應用主題

自我探索

引導方法

挑選兩張圖卡，一張代表自己的外在，一張代表自己的內在，分享之後，以創意的方法創作代表自我內在與外在的作品

延伸主題

應用周哈里窗理論之自我內在與外在的相關議題：我知道但他人不知道的自己、我不知道但他人知道的自己、我不知道他人也不知道的自己、我和他人都知道的自己、創作作品集的封面代表自己的外在、用一個盒子創作自己的內在與外在

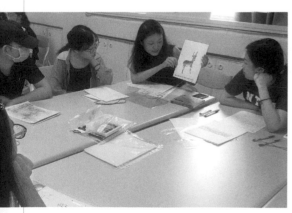

圖卡之內外在探索之後，以動物象徵自己的內外在之探索。

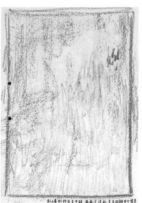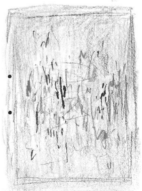

以挑選的圖卡分享自我內外在之意義後，以抽象畫畫出自我外在與內在的樣貌。

第 3 種主題：我的童年

應用主題

自我探索、生命敘事

引導方法

挑選一張代表童年的圖卡，分享之後，畫下童年印象最深的一個畫面。

延伸主題－童年回憶相關議題

童年最快樂的事情、童年最難過的事情、我上學的第一天、上學前最喜歡的事情

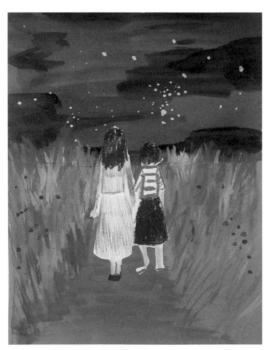

童年回憶的內容，時常帶動非常重要的事件之感受。

第 4 種主題：今天我想說○○

應用主題

自我探索、生命敘事、情緒探索、

引導方法

挑選一張代表自己當下想要表達的內容之圖卡，分享之後，畫下自己所想的內容

延伸主題題

過去我的樣子、因為今天，所以明天會是○○、早上起床到現在我想的事情

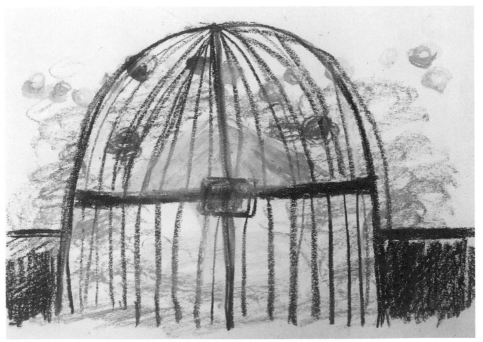

透過圖卡想像，以象徵性語言表達想要說的話。

第 5 種主題：我的生涯

應用主題

生涯探索、生涯敘事、自我探索

引導方法

挑選一張代表自己生涯整體狀態的圖卡，分享之後畫下生涯狀態

延伸主題－生涯相關議題

面對未來的生涯擔憂、現在面臨的生涯困境、命名我的工作、生涯困難時的力量、父母的期待、我對自己的生涯期待、我的成功經驗

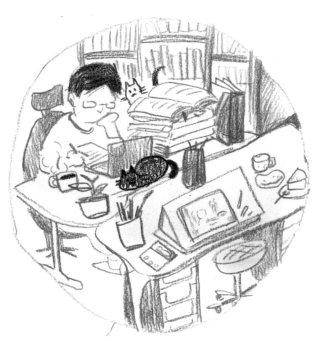

以圖卡探索之後，畫下生涯的未來圖像。

第 6 種主題：我感覺很○○

應用主題

情緒探索、自我探索

引導方法

挑選一張代表自己當下感受的圖卡，分享之後，用圖像表達各種感受。

延伸主題－感受相關議題

最正面的感覺、最負面的感覺、傷痛帶來的影響、我的整體情緒狀態、我認為理想情緒的狀態

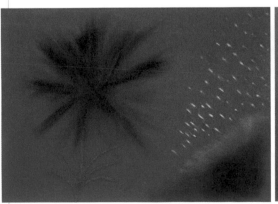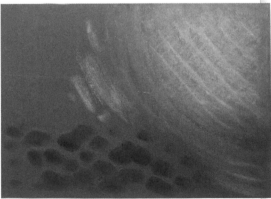

透過圖卡探討情緒之後，進一步以顏色表達不同的感受。

第 7 種主題：我對○○（事件）感到很○○（感覺）

應用主題

情緒探索、自我探索、價值觀探索

引導方法

挑選一張代表自己設定的感受之事件相關圖卡，分享之後，用圖像表達心中所想。

延伸主題－事件感受相關之議題

我對發生在我身上事情的看法與感受、我對家人關係的看法與感受、我對某社會事件的看法與感受、我對這個世界變化的看法與感受

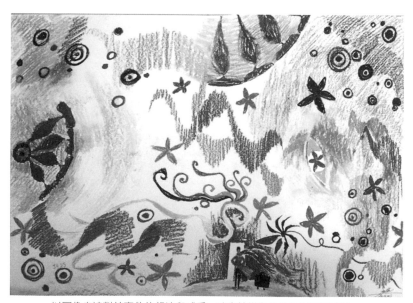

以圖像表達對於事件的想法與感受，時常轉變為象徵性表達的符號。

第 8 種主題：我與我的朋友

應用主題

自我探索、人際關係探索

引導方法

挑選一張代表自己人際關係狀態的圖卡，分享之後，用圖像表達自己的人際關係。

延伸主題－人際關係相關議題

我最要好的朋友、我的朋友們、最討厭的人、我的人際困境、我最害怕的那種人、朋友們一起的愉快情境、難以面對的雷朋友、又受又恨的朋友

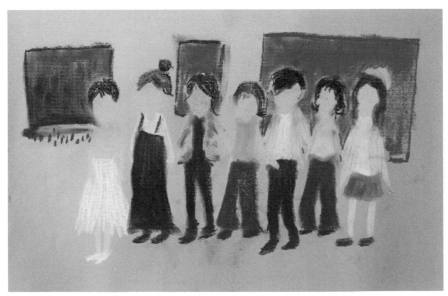

以同儕愉快回憶之作品內容回應圖卡

第 9 種主題：我的家人

應用主題

自我探索、家庭關係探索

引導方法

挑選一張代表自己家庭狀態的圖卡，分享之後，用圖像表達自己的家庭。

延伸主題－家庭關係相關議題

畫出「我的家」這個故事的封面、我的爸爸媽媽、我的兄弟姊妹、我的弟弟／妹妹出生的時候、對我具有重要意義的一個家人、最重要的一個家庭事件、爸爸／媽媽對我的影響

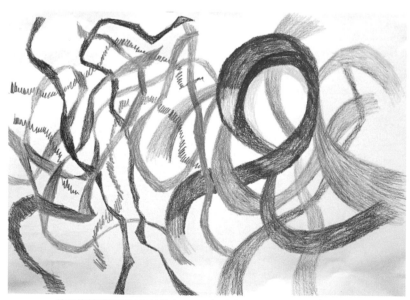

使用旋轉蠟筆以抽象線條表現父母價值觀與個人期許之間的關係。

第⑩種主題：我與我的環境

應用主題

自我探索、環境調適議題

引導方法

挑選一張代表自己所處環境的圖卡，分享之後，用圖像表達自己在環境當中的狀態。

延伸主題－環境調適相關議題

我生長的地方、我的家、我上學的地方像○○、我工作的地方像○○、我在團體中的位子、期望自己在團體中的位子

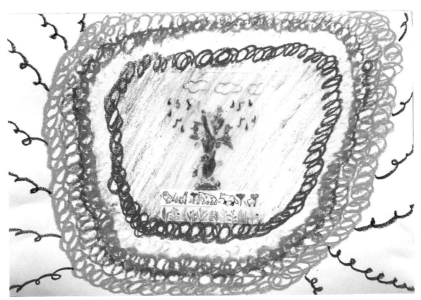

以《生命樹》卡引導創作，將自我狀態畫在透明卡上，再畫環境探討成長的環境議題。

結語
最高境界之自發性創作

　　藝術治療，看重藝術本質帶動成為整全人格的影響，將每個人視為可以自由創作表達的個體。人，除了能使用語言溝通，也能使用非語言表達自己的想法與感受。塗鴉期的兒童拿起筆就能畫，雖然只是塗鴉，展現的是自主性、控制性、感受性與心智能力。成長過程人們可能被美麗與寫實所制約，擔憂自己的創作能力無法讓他人理解，因而逐漸抑制自己的創作表現。於是，非語言的藝術表現變成有天份創作者的事，彷彿只有藝術家能享受創作。

　　藝術家需要長期培訓，享受藝術卻是每個人都可為之事。

　　圖卡可以是想要創作前，激勵想法的參考，也可以是純欣賞玩樂的物件。應用在心理治療與藝術治療時，是圖片的各種樣貌帶領著人們走進自我探索的世界，更隱隱激勵著動手創作。

　　藝術治療既看重人人皆能創作之潛能，強調視覺藝術本質之自發性。創作自由的程度理應猶如想說什麼就說什麼，像還不會講話剛拿筆塗鴉的小小朋友以塗鴉代替語言那樣，創作是每個人都有的自然天賦。想要變成張大千、畢卡索，需要很多訓練，但信手拈來的創作想像，是隨時可以進

行的事。

　　當技巧不再包裝作品，創作內容盡為接近內在本質的內容，創作能啟發且能帶動探索，更多的認識自己。當有一天，圖卡依然是圖卡，想要創作時能隨己意選擇幫助表現感受的媒材，自由興起主題與創作內容，如藝術家一般自由自在的創作時，正是接近具有理想藝術本質之自發創作的意義。

　　當代藝術之父塞尚認為要先有想法再有創作，這個思維強調的是作品的意義。作品需要賦予意義才能擁有藝術的生命，藝術治療由治療師帶領探索賦予意義的過程，更進一步讓創作者透過作品深刻的了解自己而獲得更深的覺察。這個過程應用的是藝術本質的力量，激勵的是來自於每個人獨特天賦潛能的自發性創作之創造力。

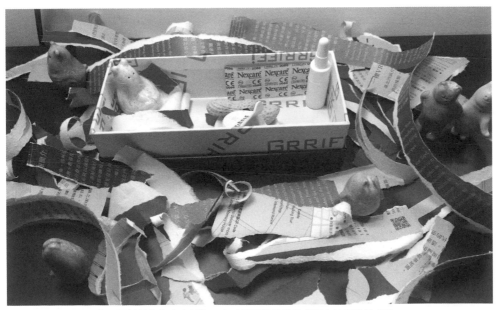

多元媒材創作的自由創作，有時能更細緻的展現要表達事件的感受。

行文至此，讀者不妨準備一本素描本和一個簡單的媒材工具箱，裡面存著各種自己喜愛的簡易媒材，隨時想要以圖像表達時，便能隨手而為。圖卡是催化劑，在不知道找什麼題材時，能透過欣賞圖卡，看受到哪一個畫面感動而想要以圖像回應。若已培養很多創作想法，則打開媒材箱便可以透過圖像進行創作表達，作品完成之後，應用各種讀圖方式與圖畫對談。無論單純創作或深刻探索，能享受創作之愉悅總是一件美好的事情！

第三部作品示範：王慈襄、王毓慈、吳思言、胡育嘉、黃惠琪、陳亮伃、萬丹雅、
　　　　　　　　　盧映君

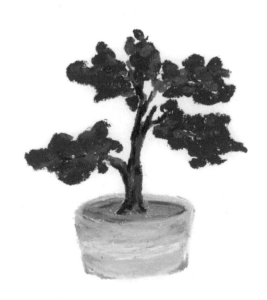

後記
圖卡的美麗境界

　　眼睛喜歡看美麗的事物，應是人類個體天生的習性。各種圖卡集結多元的創作風格，拿在手上賞玩時，正如近距離細細品味他人的藝術作品。應用圖卡於藝術治療與心理工作時，彷彿延伸了圖卡的美麗生命，帶動選卡者的圖像思維，激勵更多的創作產出。

　　本書書寫的過程，考量學習者對於圖像理解的困惑，撰述四種方法帶動讀者學習藝術品的觀看與理解，應用圖卡並引導創作，最後能透過作品帶領覺察之思考。

　　書寫過程，非常感謝多年好友蔡汶芳老師在藝術治療理論之內容正確性的審閱與修改建議。感謝時常一起討論藝術治療專業的朱惠瓊與黃凱嫈兩位老師，還有長期在專業上支持與鼓勵的長輩呂旭亞老師、田秀蘭老師、賴念華老師等。

　　最後，真心感謝在文大心輔系服務的這幾年，與管貴貞老師共同開設「諮商理論與技術」這門必修課，讓我有機會進步與成長。本書更感謝貴貞老師協助審閱諮商技術之內容，讓資料更為完整。

附錄
學術性讀本的實務應用範例

　　許多對藝術治療有興趣的學習者，一開始接觸創作自我探索的時候都覺得十分有趣，但開始閱讀學術文獻之後，時常感到十分困難。通常文獻內容開始會引用理論說明，進而陳述理論概念之下的實務做法，或以案例說明，或說明具體操作方法等。文獻架構本身不難理解，也非常理想的由理論說明延伸到實務應用。然而，通常援引的案例受限於篇幅，無法完全呈現圖畫上的脈絡性發展，文字撰述也在篇幅限制之下濃縮成最具有意義的說明。初學者通常對於案例脈絡發展感到困惑，精熟的學習者則能有所理解。

　　以下列舉一篇看似無法應用於一般工作對象中的學術文章，說明援引應用於實務的思考與方法，供讀者未來閱讀相關文獻而想要轉變為實務應用時的參考。這篇文章的工作對象是嚴重心理疾病的成人，應用的是藝術治療創作引導中較為結構並具有主題的方法，創作方法則是提供主題之下自由選擇媒材的自發性創作。

　　參考文獻：Spaniol, S.（2008）。嚴重心理疾病成人的藝術治療。藝術治療：心理專業者實務手冊，Ch. 21：291-306（陸雅青等譯）。臺北：學富。

　　由標題看這篇文章的主題非常清楚，內容探討嚴重心理疾病的成年人之藝術治療。作者Spaniol在298頁談到藝術治療有助於「強化脆弱的自我意識」，因為作品能提供認同感。同時，作者援引Nucho（1987）[1]和

DiMaria（1982）[2]對於自我系統的描述，並改良為下列四個要素：1.核心自我；2.社會我；3.自我實現；4.自我價值。後續說明這四個要素為一個同心圓，以及創作上的主題應用。

　　雖然本文的工作對象為嚴重心理疾病者，但「認同」這個主題卻是個體發展過程的重要議題。再者，為了讓工作對象更能聚焦而使用結構方法引導，但創作時依然以自選媒材的自發創作為方法。首先整理Spaniol（2008）在文獻中說明的四層同心圓自我系統以及延伸的指導主題。這些主題適用於所有探討自我狀況與認同議題之下的創作引導。

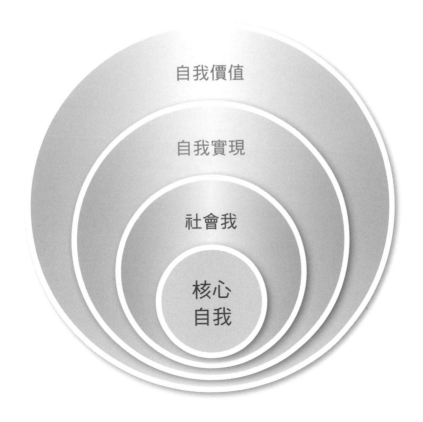

第一圈：核心自我（探討個人狀態）

引導主題：

- 看得見的自我象徵
- 畫一棵會表達想法的樹
- 一條特殊回憶的時間線／人生路
- 最好的朋友會怎麼畫你

第二圈：社會我（探討各種人際關係）

引導主題：

- 畫你的支持系統，並標示你的位置
- 畫 理想／困難 的人際關係圖
- 你最好的朋友

第三圈：自我實現（探討良好的自我狀態）

引導主題：

- 畫人生中最驕傲的時刻（成功經驗）
- 你所扮演的多種角色（角色樣貌）
- 連結現在與未來的橋梁（轉變的契機）
- 想像自己是藝術家的自畫像（良好狀態）

第四圈：自我價值（探討價值觀與未來可能）

引導主題：

- 什麼對你來說是重要的？
- 你最敬佩的人
- 內心深處人生指引者的形象
- 能看見自己五年／十年／二十五年之後的水晶球

上述整理出來的主題，都可以做為挑選圖卡前的指引，例如請工作對象挑選「能代表自己」的圖卡，這個主題呼應探索核心「看得見的自我象徵」。當然，在這個探索核心自我的概念上，可以加入一個人整體狀態的認知、情緒、行為等不同面向，將「能代表自己」的引導主題，修改為「能代表最快樂自己」的主題，繼而探索各種感受狀態下的自己，或探討引起不同感受的事件。

　　在這個延伸應用的概念之下，「最好的朋友怎麼畫你」可以依據探索目標而延伸為「爸媽怎麼畫我」、「我的孩子怎麼畫我」、「普通朋友怎麼畫我」等協助表達外在自我樣貌的主題。

　　探討支持系統以及團體中自己感受到的位置時，可以應用核心自我畫下來的作品，用一張更人的紙張象徵社會的整體，將核心自我的樣貌放在自己認為所處的人際位置，繼而在大紙上以圖像展現社會我的人際樣貌。這個任務可以在團體中進行，則更有社會我探索的樣貌。

　　以上簡單舉出文獻說明之主題的延伸應用方法，心理專業工作者需要思考的是個案利益為主的引導方式，延伸應用的主題引導則選用個案適合探索的內容。所有的主題都能應用圖卡做為圖像思維的引導，後續如能導向創作，則能更深刻的與個人想要探索的內在議題連結。

注釋：

1　Nacho, A. (1987). *The psychocybernetic model of art therapy.* Springfield, IL: Charles C. Thomas.

2　DiMaria, A. (Ed.). (1982). *Art therapy: Still growing.* Mundelein, IL: American Art Therapy Association.

國家圖書館出版品預行編目(CIP)資料

藝術治療圖卡的 100 種應用 / 江學瀅著 . -- 二
版 . -- 臺北市 : 商周出版 : 家英屬蓋曼群島
商家庭傳媒股份有限公司城邦分公司發行，
2022.03
　面；　公分 . -- (遊藝。療心 ; 2)
ISBN 978-626-318-182-3(平裝)

1.CST: 藝術治療

418.986　　　　　　　　　　　111001954

遊藝。療心 002

藝術治療圖卡的100種應用（修訂版）

作　　者／江學瀅
責任編輯／黃靖卉
企畫選書／黃靖卉

版　　權／吳亭儀、江欣瑜
行銷業務／周佑潔、賴正祐、賴玉嵐
總 編 輯／黃靖卉
總 經 理／彭之琬
事業群總經理／黃淑貞
發 行 人／何飛鵬
法律顧問／元禾法律事務所王子文律師
出　　版／商周出版
　　　　　台北市 104 民生東路二段 141 號 9 樓
　　　　　電話：(02) 25007008　傳真：(02)25007759
　　　　　blog: http://bwp25007008.pixnet.net/blog
　　　　　E-mail:bwp.service@cite.com.tw
發　　行／英屬蓋曼群島商家庭傳媒股份有限公司城邦分公司
　　　　　台北市中山區民生東路二段 141 號 2 樓
　　　　　書虫客服服務專線：02-25007718；25007719
　　　　　服務時間：週一至週五上午 09:30-12:00；下午 13:30-17:00
　　　　　24 小時傳真專線：02-25001990；25001991
　　　　　劃撥帳號：19863813；戶名：書虫股份有限公司
　　　　　讀者服務信箱：service@readingclub.com.tw
　　　　　城邦讀書花園：www.cite.com.tw
香港發行所／城邦（香港）出版集團有限公司
　　　　　香港九龍九龍城土瓜灣道 86 號順聯工業大廈 6 樓 A 室
　　　　　E-mail：hkcite@biznetvigator.com
　　　　　電話：(852) 25086231　傳真：(852) 25789337
馬新發行所／城邦（馬新）出版集團【Cite (M) Sdn Bhd】
　　　　　41, Jalan Radin Anum, Bandar Baru Sri Petaling,
　　　　　57000 Kuala Lumpur, Malaysia.
　　　　　Tel：(603) 90563833　Fax：(603) 90576622　Email：services@cite.my

封面設計／斐類設計工作室
版型設計與排版／洪菁穗
印　　刷／中原造像股份有限公司

■2020 年 7 月 4 日初版一刷　　　　　　　Printed in Taiwan
■2022 年 3 月 10 日二版一刷
■2023 年 12 月 28 日二版 1.6 刷
定價 480 元

城邦讀書花園
www.cite.com.tw

ISBN 978-626-318-182-3

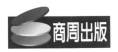

請沿虛線對摺，謝謝！

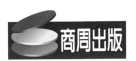

書號：BUF002　　　書名：藝術治療圖卡的100種應用（修訂版）　編碼：

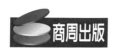 商周出版

讀者回函卡

線上版讀者回函卡

感謝您購買我們出版的書籍！請費心填寫此回函卡，我們將不定期寄上城邦集團最新的出版訊息。

姓名：＿＿＿＿＿＿＿＿＿＿＿＿＿＿＿＿＿ 性別：□男 □女

生日：西元＿＿＿＿＿＿＿＿年＿＿＿＿＿＿月＿＿＿＿＿＿日

地址：＿＿＿＿＿＿＿＿＿＿＿＿＿＿＿＿＿＿＿＿＿＿＿＿＿＿＿＿

聯絡電話：＿＿＿＿＿＿＿＿＿＿ 傳真：＿＿＿＿＿＿＿＿＿＿

E-mail：

學歷：□ 1. 小學 □ 2. 國中 □ 3. 高中 □ 4. 大學 □ 5. 研究所以上

職業：□ 1. 學生 □ 2. 軍公教 □ 3. 服務 □ 4. 金融 □ 5. 製造 □ 6. 資訊
　　　□ 7. 傳播 □ 8. 自由業 □ 9. 農漁牧 □ 10. 家管 □ 11. 退休
　　　□ 12. 其他＿＿＿＿＿＿＿＿＿＿＿＿＿＿＿＿＿＿＿＿＿＿

您從何種方式得知本書消息？
　　　□ 1. 書店 □ 2. 網路 □ 3. 報紙 □ 4. 雜誌 □ 5. 廣播 □ 6. 電視
　　　□ 7. 親友推薦 □ 8. 其他＿＿＿＿＿＿＿＿＿＿＿＿＿＿＿

您通常以何種方式購書？
　　　□ 1. 書店 □ 2. 網路 □ 3. 傳真訂購 □ 4. 郵局劃撥 □ 5. 其他＿＿＿

您喜歡閱讀那些類別的書籍？
　　　□ 1. 財經商業 □ 2. 自然科學 □ 3. 歷史 □ 4. 法律 □ 5. 文學
　　　□ 6. 休閒旅遊 □ 7. 小說 □ 8. 人物傳記 □ 9. 生活、勵志 □ 10. 其他

對我們的建議：＿＿＿＿＿＿＿＿＿＿＿＿＿＿＿＿＿＿＿＿＿＿＿
　　　　　　　＿＿＿＿＿＿＿＿＿＿＿＿＿＿＿＿＿＿＿＿＿＿＿
　　　　　　　＿＿＿＿＿＿＿＿＿＿＿＿＿＿＿＿＿＿＿＿＿＿＿